瑜伽文库
YOGA LIBRARY
————
正念 · 解读

瑜伽文库
YOGA LIBRARY

正念 · 解读

Yoga Leisure

瑜伽休闲

吴聪/著

四川人民出版社

图书在版编目（CIP）数据

瑜伽休闲 / 吴聪著. -- 成都 : 四川人民出版社，
2023.9
（瑜伽文库）

ISBN 978-7-220-13303-9

Ⅰ.①瑜… Ⅱ.①吴… Ⅲ.①瑜伽—研究 Ⅳ.
①R793.51

中国国家版本馆CIP数据核字（2023）第111938号

YUJIA XIUXIAN

瑜伽休闲

吴聪　著

出 版 人	黄立新
责任编辑	何朝霞　孙　茜
封面设计	李其飞
版式设计	戴雨虹
责任印制	周　奇

出版发行	四川人民出版社（成都三色路238号）
网　　址	http://www.scpph.com
E-mail	scrmcbs@sina.com
新浪微博	@四川人民出版社
微信公众号	四川人民出版社
发行部业务电话	（028）86361653　86361656
防盗版举报电话	（028）86361653
照　　排	四川胜翔数码印务设计有限公司
印　　刷	成都蜀通印务有限责任公司
成品尺寸	146mm×208mm
印　　张	7.125
字　　数	130千
版　　次	2023年9月第1版
印　　次	2023年9月第1次印刷
书　　号	ISBN 978-7-220-13303-9
定　　价	49.00元

探索和追寻生命的价值和意义
是瑜伽哲学和休闲学的基因和共性
瑜伽休闲是臻达生命圆满的艺术，
开辟了生命能量提升的新路径

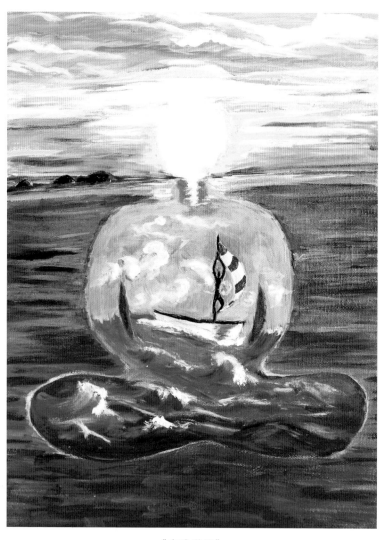

《自我觉悟》

在无边的大海上，波浪自行起伏，我既不增也不减。

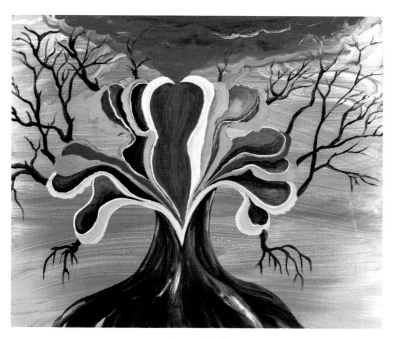

《至上自我》

　　在这世上，知道真理的人绝不会痛苦，因为整个宇宙只是充满了他自己。不同的灵魂拥有至上自我，是空，是合一。

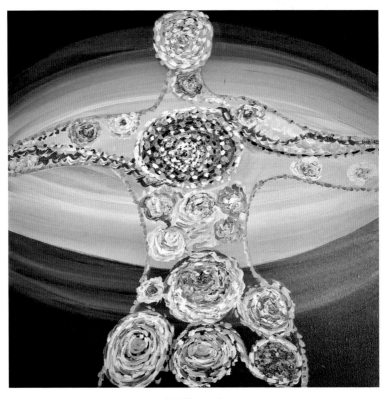

《梵我一如》

解脱者心灵纯洁，始终安住在自我中。在任何情况下，他都无欲无求地生活。

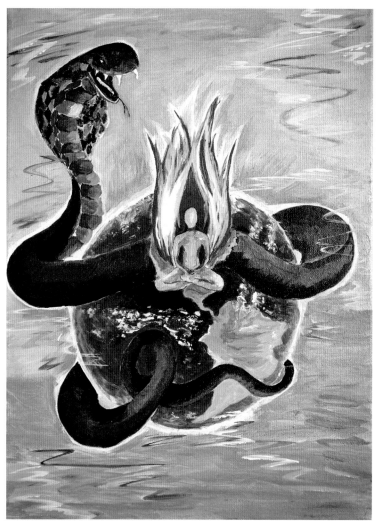

《虔信》

虔信神者归于神，虔信魔者归于魔，虔信先祖归先祖，虔信我者归于我。

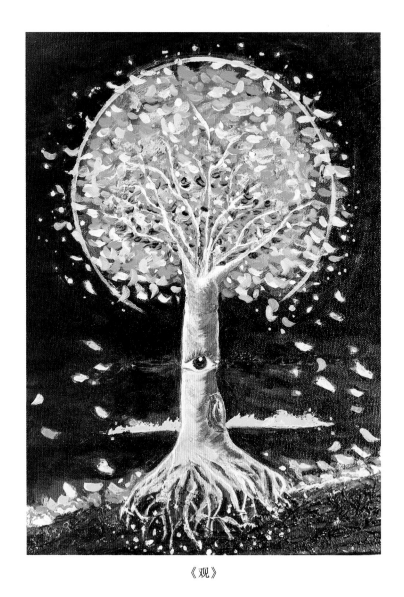

《观》

瑜伽观香，敲开宇宙沟通的大门之后，进去做什么？观！观光，观景，观情。

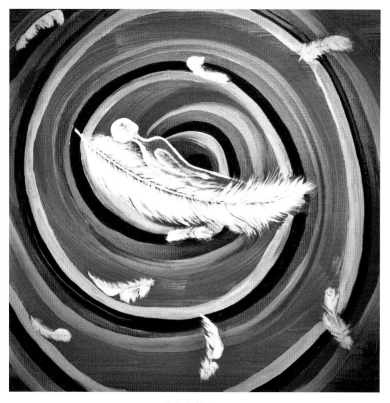

《瑜伽休闲》

放松，与宇宙多层次的时空相应，与多层次的生命现象相应。

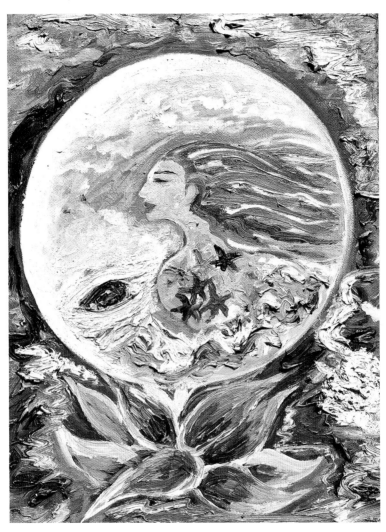

《生生不息》

　　生生不息为何求？高树千枝叶落归根，于心无求了断烦恼，清静无为自知天意。修行的目的在于明了生死，悟得大道，修命在于改变运，修命重在身，修性重在心。

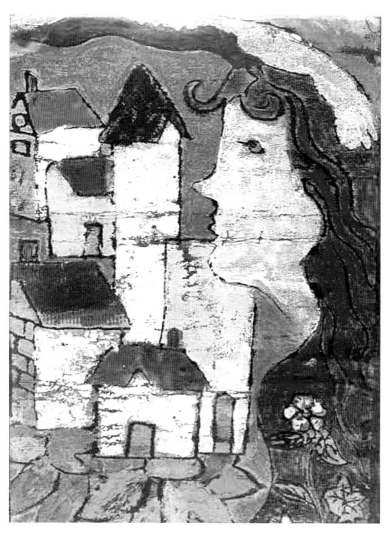

《此岸》

迷者困于此岸，悟者抵达彼岸。世人妄认人身为己，迷于本性。即在此岸，轮转生死，改头换面，辗转不觉醒。若醒悟无生，即到彼岸。

"瑜伽文库"总序

古人云：观乎天文，以察时变；观乎人文，以化成天下。人之为人，要旨即在切入此间天人之化机，助成参赞化育之奇功。在恒道中悟变道，在变道中参常则，"人"与"天"相资为用，时时损益且鼎革之。此诚"文化"演变之大义。

中华文明源远流长，含摄深广，在悠悠之历史长河中，不断摄入其他文明的诸多资源，并将其融会贯通，从而返本开新、发闳扬光。古有印度佛教文明传入，并实现了中国化，成为中华文明之整体的一个有机部分。近代以降，西学东渐，一俟传入，也同样熔铸为中华文明之一部，唯其过程尚在持续之中。尤其是20世纪初，马克思主义传入中国，并迅速实现中国化，推动了中国社会的巨大变革……

任何一种文化的传入，最基础的工作都是该文化的经典文本的传入。因为不同的文化往往基于不同的语言，故文本的传入就意味着文本的翻译。没有文本的翻译，文化的传入就难以为继，无法真正兑现为精神之力。佛教在中国扎根，需要很多因缘，而持续近千年的佛经翻译无疑具有特别重要的意义。没有佛经的翻译，佛教在中国的传播几乎不可想象。

随着中国经济、文化的发展，随着中国全面参与到人类共同体之中，中国越来越需要了解其他文化，需要一种与时俱进的文化心量与文化态度——一种开放的，并同时具有历史、现实、未来三个面向的态度。

公元前8世纪至公元前2世纪，在地球不同区域都出现过人类智慧的大爆发，这一时期通常被称为"轴心时代"（Axial Age）。这一时期形成的文明影响了之后人类社会2000余年，并继续影响着我们生活的方方面面。随着人文主义、新技术的发展，随着全球化的推进，人们开始意识到我们正进入"第二轴心时代"。但对于我们是否已经完全进入这样一个新的时代，学者们尚持不同的观点。英国著名思想家凯伦·阿姆斯特朗（Karen Armstrong）认为，我们正进入第二轴心时代，但我们还没有形成第二轴心时代的价值观，我们还依赖着第一轴心时代的精神遗产。全球化给我们带来诸多便利，但也带来很多矛盾和张力，甚至冲突。这些冲突一时难以化解。因此，我们须要在新的历史境遇下重新审视轴心文明丰富的精神遗产。此一行动，必是富有意义的，也是刻不容缓的。

我们深信：第一，中国的轴心文明，是地球上曾经出现的全球范围的轴心文明的一个有机组成部分；第二，历史上的轴心文明相对独立，缺乏足够的互动与交融；第三，在全球化背景下不同文明之间的互动与融合必会加强和加深；第四，第二轴心时代文明不可能凭空出现，须以历史的继承和发展为前提。诸文明的互动和交融是发展的动力，而发展的结果将构成第二轴心时代文明的重要资源与有机组成部分。

简言之，由于我们尚处在第二轴心文明的萌发期和创造期，一切都还显得幽暗和不确定。我们应该主动地为新文明的发展提供自己的劳作，贡献自己的理解。考虑到我们自身的特点，我们认为，极有必要继续引进和吸收印度正统的瑜伽文化和吠檀多典籍，并努力使之与中国固有的传统文化及尚在涌动之中的中国当代文化互勘互鉴乃至接轨，努力让古老的印度文化服务于中国当代的新文化建设，并最终服务于人类第二轴心时代文明之发展。此所谓"同归而殊途，一致而百虑"。基于这样朴素的认识，我们希望在这些方面做一些翻译、注释和研究工作，出版瑜伽文化和吠檀多典籍就是其中的一部分。这就是我们组织出版这套"瑜伽文库"的初衷。

由于历史与个体经验皆有不足，我们只能在实践中不断累积行动智慧，慢慢推进这项工作。所以，我们希望得到社会各

瑜伽 休闲

界和各方朋友的支持，并期待与各界朋友有不同形式的合作与
互动。

"瑜伽文库"编委会

2013年5月

"瑜伽文库"再序

经过多年努力，"瑜伽文库"已粗具体系化规模，涵盖了瑜伽文化、瑜伽哲学、瑜伽心理、瑜伽实践、瑜伽疗愈、阿育吠陀瑜伽乃至瑜伽故事等，既包含古老的原初瑜伽经典，又包含古老瑜伽智慧的当代阐释和演绎。瑜伽，这一生命管理术，正滋养着当下的瑜伽人。

时间如梭，一切仿佛昨日，然一切又有大不同。自有"瑜伽文库"起，十余年来，无论是个人，还是环境、社会，抑或整个世界，都经历了而且正在经历着深刻且影响深远的变化。在这个进程中，压力是人们普遍的感受。压力来自个人，来自家庭，来自社会。伴随着压力的，是无措、无力、无奈，是被巨大的不确定性包裹着的透支的身体和孤悬浮寄的灵魂。

不确定性，是我们这个世界的普遍特征，而我们却总渴望着确定性。在这尘世间，种种能量所建构起来的一切，都是变动不居的。一切的名相都是暂时的、有限的。我们须要适应不确定性。与不确定性为友，是我们唯一的处世之道。

期盼，是我们每个人的自然心理。我们期盼身体康健、工作稳定、家庭和睦，期盼良善地安身立命，期盼世界和平。

责任，是我们每个人都须要面对、须要承担的。责任就是我们的存在感：责任越大，存在感越强；逃避责任或害怕责任，则让我们的存在感萎缩。我们须要直面自身在世上的存在，勇敢地承担我们的责任。

自由，是我们每个人真正渴望的。我们追求自由——从最简单的身体自由，到日常生活中的种种功能性自由，到内心获得安住的终极存在的自由。自由即无限，自由即永恒。

身份，是我们每个人都期望确定的。我们的心在哪里，我们的身份就在哪里。心在流动，身份在转变。我们渴望恒久的身份，为的是尘世中的安宁。

人是生成的。每个个体好了，社会才会好，世界才会好。个体要想好，身心安宁是前提。身心安宁，首先需要一个健康的身体。身体是我们在这世上存在的唯一载体，唯有它让我们生活的种种可能性得以实现。

身心安宁，意味着有抗压的心理能量，有和压力共处的能力，有面对不确定的勇气和胆识，有对自身、对未来、对世界的期盼，有对生活的真正信心、对宇宙的真正信心、对人之为人的真正信心。有了安宁的身心，才能履行我们的责任——不仅是个体的责任，还有家庭的责任、社会的责任、自然和世界的责任。我们要有一种宇宙性的信心来承担我们的责任。在一切的流动、流变中，"瑜伽文库"带来的信息，可以为承担这种种的责任提供深度的根基和勇气，以及实践的尊严。

"瑜伽文库"有其自身的愿景，希望为中国文化做出时代性的持续贡献。"瑜伽文库"探索生命的意义，提供生命实践的路径，奠定生命自由的基石，许诺生命圆满的可能。"瑜伽文库"敬畏文本，敬畏语言，敬畏思想，敬畏精神。在人类从后轴心时代转向新轴心时代的伟大进程中，"瑜伽文库"为人的身心安宁和精神成长提供帮助。

人是永恒的主题。"瑜伽文库"并不脱离或者试图摆脱人的身份。人是什么？在宏阔的大地上，在无限的宇宙中，人的处境是什么？"瑜伽文库"又不仅仅是身份的信息。透过她的智慧原音，我们坦然接受人的身份，却又自豪并勇敢地超越人的身份。我们立足大地，我们又不只属于大地；我们是宇宙的，我们又是超越宇宙的。

时代在变迁，生命在成长。走出当下困境的关键，不在于选择，而在于参与，在于主动地担当。在这个特别的时代，我们见证一切的发生，参与世界的永恒游戏。

人的经验是生动活泼的。存在浮现，进入生命，开创奋斗，达成丰富，获得成熟，登上顶峰，承受时间，生命圆满——于这一切之中领略存在的不可思议和无限可能。

"瑜伽文库"书写的是活泼泼的人。愿你打开窗！愿你见证！愿你奉献热情！愿你喜乐！愿你丰富而真诚的经验成就你！

"瑜伽文库"编委会

2020年7月

目　录

下篇
实践篇

导　论

人类文明史，也是一部休闲史。繁盛的物质和发达的科技将人类从劳顿中解脱出来，让人们拥有更多的闲暇时光。亚里士多德曾说过：我们的工作，是为了得享闲暇。马克思认为休闲是不被直接生产劳动所吸收，而是用于娱乐和休息，为了自由活动和发展智力的可以自由支配的时间，并强调这才是人类真正的财富。20世纪以来，随着世界各国经济的发展、科学技术的进步、交通的便利化和通信技术的发达，以及互联网、大数据和AI革命的迭代，"微时代"到来，休闲活动快速、广泛地渗透人们社会生活的方方面面。休闲成为这个时代的重要组成部分。休闲学的研究已经涉及休闲美学、休闲经济学、休闲哲学、休闲社会学等各个学科领域，是国内外有关专家、学者们关注的热点。

国内外关于瑜伽和休闲的研究有很多，但关于瑜伽的休闲哲学思想目前在国内外鲜有专门的研究。

瑜伽起源于印度，瑜伽哲学跟中国古代哲学有相契合的地方。20世纪80年代以来，中国大陆出版了很多瑜伽哲学译著作品，其中徐梵澄先生的译著较为丰富，如《瑜伽论》《薄伽梵歌论》《神圣人生论》《瑜伽的基础》《瑜伽箴言》《瑜伽书札集》《综合瑜伽》《五十奥义书》等，还有诸如闻中译著《印度生死书》《瑜伽：活在源头的秘义》《行动瑜伽》等，黄宝生译著《奥义书》《薄伽梵歌》《瑜伽经》，朱彩虹译著《瑜伽与冥想的秘密》《观念的力量：知识社会的瑜伽教育》《〈数论颂〉译注》《帕坦伽利瑜伽经之光》，邱宏译著《瑜伽哲学》《呼吸的科学》，陈丽舟、朱怡康译著《瑜伽之心》，王晋燕译著《瑜伽之光》，余丽娜译著《瑜伽之树》，饶秋玉译著《阿斯汤伽瑜伽》等。近年来，浙江大学王志成教授主编"瑜伽文库""瑜伽哲学经典丛书"，翻译了一大批思想卓越的瑜伽哲学作品，他译著（含合译）的有：《帕坦伽利〈瑜伽经〉及其权威阐释》《薄伽梵歌》《哈达瑜伽之光》《奥义书》《冥想的力量》《至上瑜伽：瓦希斯塔瑜伽》《爱的瑜伽》《瑜伽之路》《吠陀智慧》等。王志成教授着力推动瑜伽中国化，代表著作（含合作）有：《阿育吠陀瑜伽》《生命的管理——〈瑜伽经〉72讲》《健康的身体 有趣的灵魂》《调息法70种》《瑜伽的力量》《瑜伽是一场冒险》《瑜伽之海》，译注的作品有：《〈瑜伽经〉直译精解》《智慧瑜伽》

《瑜伽喜乐之光》《直抵瑜伽圣境》《智慧瑜伽之光》《喜乐瑜伽》等。

国内的休闲学思想研究始于杭州在2001年举办的首届中国休闲经济国际论坛，2007年浙江大学设立休闲学学科点，2008年正式招生，是目前唯一的休闲学硕士、博士学科点，已为中国休闲理论研究和休闲实践管理培养了很多高层次、复合型人才。具有代表性的休闲学思想研究著作有：庞学铨教授主编的"休闲书系"以及《休闲学研究的回顾与展望》，潘立勇教授所著的《审美与休闲》《休闲文化与美学建构》及其主编的《休闲与文化创意》等，刘慧梅教授所著的《城市化与运动休闲》，郭鲁芳教授所著的《休闲学（第2版）》，楼嘉军编著的《休闲学概论》等。目前，国内已建设有系统、规范的休闲学学科。

西方学者普遍认为休闲的历史和人类历史是同步的。这一领域权威性的著作有：美国休闲学学者杰弗瑞·戈比（Geoffrey Godbey）和托马斯·古德尔（Thomas L. Goodale）合著的《人类思想史中的休闲》，杰弗瑞的个人著作《你生命中的休闲》《21世纪的休闲与休闲服务》，美国休闲学教授约翰·凯利（John R. Kelly）的《走向自由——休闲社会学新论》，本杰明·亨尼科特（Benjamin Henicott）的《西方历史上的休闲》，荷兰文化史学家约翰·赫伊津哈（John

Huizinga）的《游戏的人》等著作。《有闲阶级论》的作者托斯丹·凡勃伦（Thorstein B. Veblen）是学术界公认的近现代休闲研究的开启者。西方有关休闲学文化和休闲思想的著作是着眼于西方的文化与休闲传统，而不同文明有不同的休闲特性。

全球在面临各种公共卫生挑战和"微时代"的社会大背景的影响下，人们压力巨大，极度渴求促进身心健康、舒缓身心压力和焦虑的休闲方式。对于生命的探索和追寻生命存在的价值和意义是瑜伽哲学和休闲学的基因和共性，瑜伽哲学和休闲哲学在这个时空中的相遇，是机缘使然，也是必然。基于此，瑜伽的休闲学研究视角是不可或缺的。本书从个人的身体层面、心智层面以及精神层面着重研究和探索瑜伽休闲作用于人本身的价值和意义，以此视域来探索研究瑜伽的休闲哲学思想，尝试提出新的休闲观。

我阅读了大量的瑜伽哲学、休闲学的相关书籍和文献著作，重点阅读了已出版的瑜伽大师帕坦伽利的《瑜伽经》的所有中文版本。在浙江大学图书馆和中国知网、国家数字图书馆、中国期刊全文数据库等数字文献平台查阅、收集并整理大量有关休闲学和瑜伽学方面的文献著作，归纳总结出本书的研究思路和理论基础。

上篇主要内容是从休闲学视域阐述瑜伽哲学思想。从以下几个方面展开阐述：第一，从人的休闲境界出发，梳理和解析了休闲和瑜伽的理论及现实意义；第二，基于瑜伽的圣经——帕坦伽利的《瑜伽经》和瑜伽哲学理论，提炼、阐述并总结瑜伽休闲哲学思想；第三，阐析《瑜伽经》中的休闲哲学思想，提出瑜伽休闲境界观，并详细论述其内涵，最后提出瑜伽的最高境界，也是休闲的终极目标。

下篇选取古瑜伽中经典的功法，结合现代人的生活习惯，从实修、实练和实证、实感角度，阐述瑜伽休闲的实践。视觉、听觉、味觉、触觉、嗅觉等是人体的感官，瑜伽和休闲所做的一切都是身体、心灵的综合感受。本书立足于瑜伽习练经验和深度感悟，经过长达17年参与式观察实践，并以瑜伽哲学、休闲哲学等为理论指导，采用理论和实践研究相结合的方式，阐明瑜伽休闲实践的功理和功法，为人们选择瑜伽休闲来实现休闲境界的提升，从而达到生命境界提升，最终抵达生命圆满的最高瑜伽休闲境界——"三摩地"境界，提供理论和实践的依据。

下篇还详细阐述了瑜伽作为休闲方式的实践路径，瑜伽休闲的实践目标是清理大脑、净化心灵，提升生命能量，从而升级休闲的境界，最终臻达"三摩地"休闲境界。本书涉及古瑜伽经典传承的"一点凝视法"（Tratak）——瑜伽观香、瑜伽脉轮调息法、瑜伽大休息术（Yoga Nidra）等，分享了阿育吠陀瑜伽体位法，但对瑜伽体位的讲解仅略述一二，一是因为瑜伽体式对于初学者而言需要专业瑜伽老师面授、纠正，以避免伤害；二是因为瑜伽休闲强调修炼瑜伽的实质，即，提升生命能量而非体能，大部分瑜伽体位法都是练习身体的体能；三是瑜伽休闲实践的核心是从精神层面直接给受众带来心灵成长的益处。总之，尽管瑜伽休闲实践中讲述了瑜伽体位法的练习，但瑜伽休闲的实践更侧重生命能量的提升。

本书特色，一是从学术上，基于瑜伽哲学思想和休闲学思想的有机融合，初步提出瑜伽休闲哲学思想，从休闲境界视域，提出瑜伽休闲境界观：答磨型休闲观、罗阇型休闲观、萨埵型休闲观、三摩地型休闲观，并阐述了瑜伽的最高境界三摩地，这也是休闲的最终目标。二是从实践上，结合瑜伽实证、实练和实修、实感的经验，包括国内外瑜伽士的经验，首次阐述了瑜伽观香的具体功理和功法，并融合芳香疗法的精髓到瑜伽练习中，提出了"焚香效应"。重点讲述瑜伽观香、脉轮调息法、瑜伽大休息术的练习方法和实践，在此基础上进一步阐述了瑜伽修持的实质。

瑜伽休闲哲学思想研究的意义：从生命本身来看，瑜伽休闲促进个人的身心灵健康，对引导人们将瑜伽作为个人休闲方式起到推动作用，促进个体的身心和谐；从社会角度来看，瑜伽休闲促进人与社会的和谐，所阐述的哲学理论对促进整个社会休闲行为向更健康的方向发展具有指导作用，打破人们对瑜伽只是健身、塑形，适宜女性练习的一种世俗化的认知，深入剖析瑜伽的实质是促进人与社会的和谐；从生态角度来看，瑜伽休闲促进人与自然的和谐，其最高境界是瑜伽的三摩地境界，是永恒的极乐状态，是天人合一的境界，是让人们体验到人与自然之间和谐相处，人与宇宙高频能量相应的精神境界。从这个意义上说，瑜伽是人类经久不衰的休闲。

期待更多人士进行瑜伽休闲哲学探讨和研究。总之，瑜伽休闲哲学丰富瑜伽哲学、休闲学的研究范畴，有助于推动瑜伽中国化的发展进程。本书有诸多待充实和完善之处，书中涉及的部分哲学基础、逻辑道理与现代科学和辩证唯物论同宗、一脉相承的内容，阐述不够充分，恳请社会各界人士批评指正。

吴聪

2022年8月

上篇 理论篇 Part One

第一章

休闲与瑜伽

　　休闲在人类文明发展中具有重要的文化价值。休闲学的研究是对人类命运的一种思考，人究竟该怎样度过一生？毋庸置疑，人人都希望幸福快乐地度过这一生。幸福快乐的定义因为人的精神境界不同，而有所差异。休闲学之父亚里士多德的著作《尼各马可伦理学》和《政治学》中的核心问题是：如何得到幸福；托马斯·古德尔、杰弗瑞·戈比在《人类思想史中的休闲》一书中阐述了"什么是快乐、幸福、休闲、美德和安宁的生活。……幸福是重要的，因为幸福的目的就在于其自身"[1]。亚里士多德认为，休闲是一切事物环绕的中心，是哲学、艺术和科学诞生的基本条件。由此可见，休闲是几千年来人类文明进化的一部分。科学技术高速发展的今天，人们从繁重的劳作中解放出来，拥有了更多的休闲方式，休闲也成为这个时代的重要组成部分。休闲学的研究已经涉及休闲美学、休闲经济学、休闲哲学、休闲社会学等各个学科领域，是国内外专家学者们关注的学术研究热点。

"世界是永恒的，资源是充分的，欲望是无限的，而人生是短暂的，人的生命成本是极其有限的。正是有限的生命成本（稀缺的人力资源）成为人类实现快乐最大的根本约束条件。"[2]陈惠雄教授在她的著作《快乐原则——人类经济行为的分析》中，阐述了个体有限生命达到最大化的快乐是性命攸关的问题。人的时间非常有限，要把每天都当成生命的最后一天，珍惜当下，故研究休闲具有现实意义。美国心理学家、新弗洛伊德主义的代表埃里希·弗罗姆（Erich Fromm）深刻地指出："人类肉体上的生存取决于人能否从根本上改变自己的

① ［美］托马斯·古德尔、［美］杰弗瑞·戈比：《人类思想史中的休闲》，成素梅、马惠娣、季斌，等译，云南人民出版社，2000年，第28页。

② 陈惠雄：《快乐原则——人类经济行为的分析》，经济科学出版社，2003年，第46页。

心灵。"①由此可见拥有休闲的生活对个体生命的重要性，它可以让心灵得到成长、改变。如何休闲地度过一生，从休闲境界观来看，首先，要利用闲暇，发展兴趣爱好，开发智力和个性，在精神上获得内在的自由，掌控自己的自由；其次，休闲是个人自由意志愉悦的心理产物，是在经济和健康条件允许的情况下，自发参与选择休闲活动；最后，休闲是一种能获得幸福感的精神慰藉，选择利于身心灵的休闲活动是抵达休闲最高境界的方式。

休闲和瑜伽之间的共性：所有人休闲的共同目标都是趋向喜乐，避开痛苦，获得生命的幸福和圆满。经由各种瑜伽修炼得到自我证悟的先人们，通过瑜伽哲学向人们阐明了通过瑜伽这样的路径，个体生命就走向了通往幸福以及臻达生命圆满之路。从个人精神层面理解休闲和瑜伽，休闲为人类的精神创造了空间和时间，瑜伽为人类精神的实践提供了路径，瑜伽和休闲的结合是完美的生活和生命的融合。休闲和瑜伽都是对肉体和灵魂的探索，共为人类的精神家园。

---

① 〔美〕埃里希·弗罗姆：《占有还是生存》，关山译，生活·读书·新知三联书店，1989年，第12页。

第一节 "微时代"下的新式休闲

新冠疫情全球大流行期间，忙碌的人们被迫从繁忙的工作中停下来，赖以生存的社会环境、生活方式以及全球的经济发展等各方面都受到重大的影响。居家隔离、社区隔离、酒店隔离等成为人们生活的常态，人们感受到前所未有的精神焦虑。疫情改变了人们的生活、工作和休闲方式，人们比以往更加关注身心健康，更加关注从内在心灵探索生命的意义。寻找促进身心健康、人与社会以及自然和谐共处的休闲生活方式，成为人们的普遍追求。

技术改变生活，移动终端以及互联网迅速发展，智能手机的普及以及5G网络技术的广泛运用，升级迭代的"微时代"以空降的速度到来，人们的工作和生活发生了巨大的改变。所谓"微时代"，"是以信息的数字化技术为基础，使用数字通信技术，运用音频、视频、文字、图像等多种方式，通过新型的、移动便捷的显示终端，进行以实时、互动、高效为主要特征的传播活动的新的传播时代。"[①]以购物商城为标志的淘宝

---

① 林群：《理性面对传播的"微时代"》，《青年记者》2010年第2期。

于2003年创立，如今已经成为传统电商；以抖音为代表的直播电商正在受到全民追捧，抖音被外界认为是字节跳动旗下最核心的业务，日活跃用户数已超过6亿。截至2022年5月13日，微信用户已经超过12亿，成为中国最流行的社交软件之一。在信息全球化的今天，信息传播具有节奏快、更新快、视觉化、碎片化、瞬时性、复杂性等特征，家事、国事、天下事，事事让人目不暇接，快速更新迭代的商业环境、快节奏的生活、高速发展的科技、AI人工智能替代机械性的人工劳动以及全球经济的不景气，人们填鸭式地被动接受各种讯息。在全球疫情的影响以及生存和欲望的推动下，人们必须去追赶时代进步的步伐，因焦虑和未知产生的恐惧无法消退，从而在互联网大数据推送的短视频中寻找短暂的慰藉和消遣。

美国学者罗伯特·波格·哈里森（Robert P. Harrison）的著作《花园：谈人之为人》如此描写当代人的基本精神状态："既充满动力，又漫无目的，在一种失控的意志的强制下，不得不去毁灭阻挡我们路途的一切，尽管我全然不知所谓路途引向何方、目的何在。"①

微时代的休闲现象之一是玩手机，人们可以随时随地观看

---

① ［美］罗伯特·波格·哈里森：《花园：谈人之为人》，苏薇星译，生活·读书·新知三联书店，2011年，第156页。

娱乐节目、玩手游、网上购物、网上交友等。平台研发设计的
APP均是根据大数据智能分析人们的年龄、喜好和职业，推送
用户喜欢的视频、物品，占用用户的时间让用户为喜好的事物
买单，掏空钱包的同时也吞噬着用户的身心健康。微时代发端
于媒体行业的兴起，由此产生的另一休闲现象是在社交圈发布
自拍照或视频。很多年轻人因此卷入了外貌焦虑、整容狂潮、
攀比风潮，陷入粉丝经济、提前消费主义的陷阱，滋生了网
贷、裸贷等恶劣的社会现象。微时代下造就的休闲现象还有很
多，比如"躺平"，其是指无论对方做出什么反应，你内心都
毫无波澜，对此不会有任何反应或者反抗，表现为顺从心理。
以此为生活理念的群体称为"躺平族"，其面对各种生活和工
作的问题都选择最无力的躺平作为面对压力的妥协态度。当前
全球经济发展面临巨大衰退，未来几年，全球都面临疫情后的
经济修复、生育率降低、人口老龄化等多方面现实挑战，快速
传播的短视频中真实反映了社会悬殊的贫富差距，直接导致青
年人的信心丧失。因此，关注"躺平族"，让"躺平族"愿意
为生活和梦想去奋斗，对于面临经济社会转型发展的当代人来
说是极为重要的课题。

　　科技改变生活，人们的工作、生活与手机高度相关，时刻
浸泡在快节奏的信息环境中。移动通信减少了沟通成本，让人
们拥有了更多的闲暇时间，拉近了沟通的距离，却疏远了心的

距离，让人们与自然逐渐远离，无法静心来感受生命的意义和状态。沉迷手机里的各类娱乐、消费软件，已经成为人们的新式休闲方式，已然是一种社会现象。然而，这样的生活极大地浪费了生命的宝贵时间，人们的身心健康在不知不觉中受到影响，减少了深度思考、学习、亲近大自然和高品质陪伴家人的时间，人们越来越难实现个体的自我发展和完善，越来越远离对生命的探索和体悟，越来越多地遇到身心亚健康问题，这一切使得人们更加远离幸福感了。人们迷失在追逐金钱与忙忙碌碌中难以自拔，心理狂躁焦虑，心灵无处安放，倍感恐惧和压力。但是，追求生活幸福感的精神渴望愈发强烈。

"在《政治学》（Politics, 1941）中，亚里士多德认为：'休闲本身可以产生快乐、幸福和对生命的享受……但幸福是目的，因为所有的人都认为与幸福相伴的应是快乐，而非痛苦。'幸福不是毫无价值的结果，而是选择的向导，只有合乎本性的行动才最有可能产生快乐。"[①]拥有幸福生活，是自古以来，人们共同追求的目标，而人们向往的幸福生活正是由各种丰富多彩的休闲活动组成的。不同的人选择不同的休闲方式，这导致休闲的境界有所区别，休闲境界的高低从微观的视

---

① ［美］约翰·凯利：《走向自由——休闲社会学新论》，赵冉译，季斌校译，云南人民出版社，2000年，第245页。

角来看会影响到个人和家庭，从宏观的视角来看则影响社会经济的发展和人类命运共同体的构建。

20世纪以来，随着世界各国经济的发展、科学技术的进步、交通的便利和通信技术的发达，人们迎来了微时代，生活水平发生了翻天覆地的变化，休闲活动开始快速、广泛涉及人们社会生活的方方面面。国内外众多学者的研究论述，都开始对"休闲"的概念进行多层次的探讨和研究。"休闲"这个术语的定义涉及社会学、经济学、心理学、生理学和哲学等多学科领域。随着社会的发展和变化，休闲现象以各种形态出现，"休闲"的定义也是多元化的。本书从个人的身体层面、心智层面以及精神层面着重研究和探索休闲思想作用于人本身的价值和意义，以此视域来探索研究瑜伽的休闲哲学思想，尝试提出新的休闲观——微时代下的新式休闲观——瑜伽休闲，是具有更高的精神追求和生命品质的休闲方式。

瑜伽起源于印度，距今有几千年的历史。当代意义上的瑜伽在中国发展短短40年，但从一线城市的大街小巷再到县城健身房和瑜伽馆的兴起，瑜伽已经迅速发展成为家喻户晓的一项休闲活动。而大部分瑜伽教学还停留在体式的教学上，这仅仅只是身体层面的休闲，对于多年的瑜伽深度研习者来说是远远不够的——这也导致目前瑜伽发展遇到前所未有的瓶颈。人们对瑜伽的新鲜感已经过去，而在全球疫情和微时代的社会大背

景下，人们压力巨大，渴望拥有促进身心健康、舒缓身心压力
和焦虑的休闲生活。基于此，瑜伽的休闲学研究视角可以说是
不可或缺的。

瑜伽休闲观，对于引导人们将瑜伽作为个人的休闲活动
方式起到推动和提升的作用，可以促进人与个体的身心和谐。
大力推广瑜伽休闲对整个社会休闲行为向更健康的方向发展具
有指导作用，打破了人们对瑜伽只是健身、塑形、适宜女性的
一种世俗化的认知，更深入地剖析瑜伽的真正内涵，促进了人
与社会的和谐。瑜伽休闲的最高境界是瑜伽的三摩地境界，是
天人合一的境界，是让人们体验到人与自然之间和谐相处的精
神境界。

第二节　人的休闲与瑜伽

一、从个人身体层面理解休闲与瑜伽

健康是所有生命品质的基石，是人类生存与发展亘古不
变的主题，利用闲暇时间提高生命健康品质，是休闲的重要作
用所在。我国著名休闲研究专家马惠娣对休闲的定义："休闲
是指两个方面：一是解除体力上的疲劳，恢复生理的平衡；二

是获得精神上的慰藉，成为心灵的驿站。"①这里关于休闲的定义受到学术上广泛的引用和肯定，休闲定义的第一层面充分认可了休闲对身体健康的作用。而心性、理智、美德依赖于健全而健康的身体，因此体育锻炼对于我们的健康是很重要的。休闲和体育伴随人类发展进程，体育是人的休闲活动的重要形式。休闲体育是以休闲的心态参与的体育活动，休闲体育存在于个体和群体中。随着人们生活水平的提高，休闲体育已经发展成为衡量国家生产力水平高低的一个因素以及衡量社会文明的一种尺度，也给人们带来了新的生活方式。

关于休闲体育，《我国休闲体育发展现状与产业化管理研究》中有如下阐释："体育作为一种社会文化现象，其价值、功能和作用正在被越来越多的人所认识。以强身健体、愉悦身心为主要目标的多种形式的体育活动，逐渐进入了人们的余暇生活，体育休闲便应运而生。"②休闲体育作为人们休闲生活的重要组成部分，其发展受到各界关注。尤其是在疫情期间，全民比以往更关注身体的健康。微时代造就了各网络平台的流量神话，也造就了休闲体育的新休闲方式。2022年，刘畊宏直

---

① 马惠娣：《人类文化思想史中的休闲——历史·文化·哲学的视角》，《自然辩证法研究》2003年第19卷第1期，第55页。
② 李倩、朱建红：《我国休闲体育发展现状与产业化管理研究》，北京工业大学出版社，2021年，第5页。

播健身，7天内粉丝涨幅超过3000万人，刘畊宏直播跳操健身有百万粉丝观看，有些粉丝看热闹，有些则是在学习健身。全民健身的热潮下，相关瑜伽健身的直播和短视频教学在各网络社交平台也层出不穷。瑜伽经过了几千年的发展，经久不衰，近些年来在社会上受到广泛关注，练习瑜伽已是都市时尚。瑜伽从20世纪80年代传入中国，在北京、上海、广州、深圳、杭州等出现了中国第一批瑜伽会馆，发展至今，瑜伽会馆已经遍布大街小巷。在微时代下新兴的瑜伽练习方式是跟随视频中的主播练习瑜伽，这也成为疫情背景下流行的一种休闲方式。

刘慧梅教授在《城市化与运动休闲》中将运动休闲定义为："人们在余暇时间里自主选择参与的以身体运动为主要形式的休闲活动。"[1]并提出运动休闲的本质是休闲。书中提出了运动休闲主要有四大功能：健身功能、游憩功能、心理调适功能、社会交往功能，而运动休闲有利于人与人之间的社会交往，改善城市化导致的人与人之间感情淡漠的现状。显然，瑜伽作为一种运动休闲方式，具有以上所有功能。

瑜伽作为一项休闲体育运动，主要指练习瑜伽体位。在《〈瑜伽经〉直译精解》中，关于瑜伽体位这样说："坐法必

---

[1]　刘慧梅：《城市化与运动休闲》，浙江大学出版社，2014年，第26页。

须安稳自如。"①意思是练习瑜伽体位时要采取舒适而稳定的姿势。根据练习方式和传承的不同,瑜伽派生了很多流派,比如哈达瑜伽、王瑜伽、阿育吠陀瑜伽、智慧瑜伽、奉爱瑜伽、艾扬格瑜伽、喜马拉雅瑜伽、阿斯汤加瑜伽等。其中哈达瑜伽对体位的解说是:"由于哈达瑜伽的起首部分是体位,所以首先描述体位。体位练习可以使肢体平衡、健康和柔软。"②哈达瑜伽强调练习瑜伽体位可以逐渐控制身体的平衡和稳定,远离疾病且四肢轻盈柔软。瑜伽体位法分为静态瑜伽体位与动态瑜伽体位。从身体层面来看,练习者配合呼吸将身体置于特定的姿势中,这个过程通过呼吸控制气的通道、伸展肢体、拉伸或扭转脊柱、按摩内脏器官、增强肌肉力量来促进身体健康。瑜伽的体位分为初级、中级和高级,随着瑜伽体位练习的深入,逐步由身体感知到心智以及精神层面的感知。

总之,瑜伽是一项促进身体健康的休闲体育运动。随着瑜伽行业的发展,以及行业的规范和成熟,瑜伽体位更加安全、有效、科学地带给人们身体健康。为了达到最佳效果,请跟随

---

① [古印度]帕坦伽利:《〈瑜伽经〉直译精解》,王志成译注,四川人民出版社,2019年,第174页。

② [印]斯瓦特玛拉摩:《哈达瑜伽之光》(增订版),[印]G. S. 萨海、[印]苏尼尔·夏尔马英译并注释,王志成、灵海译,四川人民出版社,2018年,第50页。

专业的瑜伽导师学习瑜伽。

二、从个人心智层面理解休闲与瑜伽

关于休闲，马克思曾如此解说："'可以自由支配的时间'，也就是真正的财富，这种时间不被直接生产劳动所吸收，而是用于娱乐和休息，从而为自由活动和发展开辟广阔天地。时间是发展才能等等的广阔天地。"①马克思认为休闲时间是人类劳作以外的娱乐和闲暇时间，也是运用于发展个人的智力和自我实现的自由时间，并强调这才是人类真正的财富。

美国休闲学者杰弗瑞·戈比是当代休闲学研究的权威，他指出休闲是一种哲学观，他把休闲定义为："休闲是从文化环境和物质环境的外在压力下解脱出来的一种相对自由的生活，它使个体能够以自己所喜爱的、本能地感到有价值的方式，在内在之爱的驱动下的行为，并为信仰提供一个基础。"②从心智层面去理解，休闲是个体摆脱生命外部压力束缚，内在心理获得解脱的自由感受，通过做喜爱的事情可以带来这种心理自

---

① 　［德］马克思、［德］恩格斯：《马克思恩格斯全集（26）（Ⅲ）》，中共中央马克思恩格斯列宁斯大林著作编译局译，人民出版社，1974年，第281页。

② 　［美］托马斯·古德尔、［美］杰弗瑞·戈比：《人类思想史中的休闲》，成素梅、马惠娣、季斌、冯世梅译，云南人民出版社，2000年，第11页。

由和欢喜的感受，可见休闲是喜悦的心理感受，休闲行为则是为获得内在的爱和喜悦服务的。

"法国建筑师勒·科布西埃（LeCorbusier）认为：休闲这个词绝不反映一种不应提倡的惰性，而是一种付出劳动的巨大努力，一种发挥个人主动性、想象力和创造性的劳动；一种既不能出售也能盈利的忘我的劳动。"①这里所表达的休闲定义是与个人的情感和智力有关的忘我劳动，强调休闲绝不是碌碌无为的懒惰，而是一种发展自我智力，积极主动地发挥想象力和创造力的活动。

当代美学家潘立勇教授认为："休闲与审美之间有内在的必然关系。从根本上说，所谓休闲，就是人的自在生命及其自由体验状态，自在、自由、自得是其最基本的特征。"②审美是心的感受和体悟，这里将休闲直接定义为心理上的自由自在的感受，从审美的角度去定义和理解休闲，休闲是一种自由自在的活动且是能让生命处于悠闲自得状态的感受和体验。

中国社会科学院教授张广瑞、宋瑞认为："休闲是人们在可自由支配时间内自主地选择从事某些个人偏好性活动，并从

---

① ［瑞士］若泽·塞依杜：《旅行社接待的今天和明天》，冯百才、刘振卿编译，北京旅游教育出版社，1990年，第28页。

② 潘立勇：《审美与休闲——自在生命的自由体验》，《浙江大学学报》（人文社科版）2005年第6期。

这些活动中获得惯常生活事物所不能给予的身心愉悦、精神满足和自我实现与发展。"①他们明确指出休闲是为自己的身心愉悦、精神满足而从事的活动，同时也指出休闲是自我实现与发展，是对生命的幸福和快乐的探索。

从个人心智层面理解休闲，休闲是因寻求智力发展的自我实现而带来心理愉悦和精神满足的自由自在的活动，休闲不仅寻求愉悦和快乐，更在寻找生命的意义，是对生命意义和幸福的探寻。从心智层面来看休闲的定义比从身体层面的定义更丰富，意境也更高。身体层面和心智层面的休闲是不可分割的，只是休闲目的和侧重点有所不同。无论是身体层面还是心智层面的休闲，都是人类的刚需，缺一不可。

瑜伽大师帕坦伽利在《瑜伽经》开篇就对瑜伽进行了定义："瑜伽是约束心的波动。"王志成教授进一步解释说："从生命管理的角度可以理解，瑜伽就是对心的管理。而之所以要管理心，是因为心会波动。"②从定义的字面意思来理解，瑜伽是调节心的不平静，瑜伽的目标和结果是直接作用于心的，而心又分为心脏器官、心理感受以及心灵上的精神体

---

① 张广瑞、宋瑞：《关于休闲的研究》，《社会科学家》2001年第5期，第20页。
② 王志成：《生命的管理——〈瑜伽经〉72讲》，四川人民出版社，2021年，第15页。

验。可以说瑜伽是平息心的所有感知的路径，使个体完全不受感官欲望的控制，"不以物喜不以己悲"，不受念头的干扰，不受情绪波动的侵害，心意充满喜乐，轻盈飞扬、宁静自在，心完全安住在自我本性之中。瑜伽的练习者达到这样的状态则可以被称为"瑜伽士"。

《薄伽梵歌》关于瑜伽的阐述："无法控制心意的人，很难获得瑜伽。但设法通过正确的方法控制住心意的人，是可以获得瑜伽的。"[①]瑜伽不单单是瑜伽体位法的练习，更是一种心智成长的路径和修炼，是觉悟者对生命探索的证悟。"心意平静，欲望平息，罪恶消除，自我觉悟的瑜伽士获得至上的极乐。"[②]瑜伽为成为瑜伽士提供了路径，从心智层面理解，瑜伽士通过瑜伽可以获得心意平静，无欲无求，也不再受到痛苦的干扰，处于永恒的极乐状态。瑜伽为普通人提供了成为瑜伽士的路径，而瑜伽士心智成熟，获得生命圆满和永恒极乐，这也是一种休闲状态。

休闲与瑜伽在心智层面完美契合。从心智层面的自我发展去理解休闲和瑜伽的定义，二者共性都是作用于心的感受而产

---

① ［印］毗耶娑：《薄伽梵歌》，［美］罗摩南达·普拉萨德英译并注释，王志成、灵海汉译，汪溯审校，四川人民出版社，2015年，第138页。
② ［印］毗耶娑：《薄伽梵歌》，［美］罗摩南达·普拉萨德英译并注释，王志成、灵海汉译，汪溯审校，四川人民出版社，2015年，第133页。

生的行为方式，休闲和瑜伽在人的成长心智和心理满足上达到完美契合。庞学铨教授认为："将休闲看成是伴随人的一生全部过程的重要舞台，是人成长发展成为人的过程，从而把休闲提高到人的生存状态、生活方式和体现人的生命意义的层次来认识，这样的观念已为国内外休闲学者所普遍认同。"①休闲是伴随人成长的重要课题，人的成长除了身体之外，更重要的是心智上的成熟和健康发展，休闲为此提供了重要的养料，休闲就是人类探索生命成长和追求幸福生活的重要方式。

马惠娣直接阐述了休闲研究的核心："休闲研究的核心观点是，休闲是人的生命的一种状态，是一种'成为人'（becoming）的过程，是一个人完成个人与社会发展任务的主要存在空间。休闲不仅是寻找快乐，也是在寻找生命的意义。"②"成为人"一直以来都是哲学家们探究的话题，也就是说休闲的核心除了是研究快乐之外，更是探索生命的意义，休闲是人们成长、"成为人"的一种方式。人们大力投入精力和实践去发展艺术上的兴趣爱好，比如绘画、音乐、舞蹈——这些都是人类发展心智和表达情感的一种方式，在创作艺术的

---

① 庞学铨主编，潘立勇、楼含松副主编：《休闲评论》第3辑，浙江大学出版社，2011年，第4页。

② 马惠娣：《人类文化思想史中的休闲——历史·文化·哲学的视角》，《自然辩证法研究》2003年第19卷第1期，第59页。

过程中寻找或体验"成为人"的生命意义和快乐。

"那些把众生都看作他自己，把他人的苦乐感受为他自己的苦乐的人，堪称完美的瑜伽士。"①瑜伽是成为"完美的瑜伽士"的路径，是实现生命成长的一门科学，其目标是成为远离痛苦、获得永恒喜乐的"完美的瑜伽士"。因此，瑜伽休闲为"成为人"提供了完美生活方式和实操路径，瑜伽休闲作用于心智层面，有益于人类身心健康，是身心灵成长为圆满生命的一门艺术。

三、从个人精神层面理解休闲与瑜伽

西方哲学思想代表人物德国哲学家约瑟夫·皮柏（Josef Pieper）认为："休闲乃是一种心智上和精神上的态度——它并不只是外在因素的结果，它也不是休闲时刻、假日、周末或假期的必然结果。它首先是一种心态，是心灵的一种状态。"②从皮柏的观点分析，休闲具有一种体验特点，这种体验与他人和外界无关，只关乎自己心智和精神，是人类对个体生命的思考。

---

① ［印］毗耶娑：《薄伽梵歌》，［美］罗摩南达·普拉萨德英译并注释，王志成、灵海汉译，汪瀰审校，四川人民出版社，2015年，第136页。
② ［德］约瑟夫·皮柏：《节庆、休闲与文化》，黄藿译，生活·读书·新知三联书店，1991年，第116页。

　　马惠娣指出休闲的文化内涵："休闲文化是指人的闲情所致，为不断满足多方面的需求而处于的文化创造、文化欣赏、文化建构的一种生存状态或生命状态，它是人类的精神文明和物质文明的结晶，是人类着力建造的美丽的精神家园，是人类社会的一种崭新的生活方式、生活态度。"[①]马惠娣明确指出休闲是由生存和发展所构建的人类的精神家园，休闲文化推动了人类社会精神文明的进程，并认为休闲是抵达人类最高层次精神的方式，是人类心灵的驿站，是超越了身体和心智感受的一种灵性体验和精神状态。

　　从个人精神层面理解休闲的定义，休闲是一种心灵的体验、感受和状态，超越了感官刺激带来的短暂愉悦，是实现人的自我价值和提升认知的方式，是一种精神上的慰藉和信仰。正如马惠娣说的："从学科的角度来说，休闲具有多方面的性质和意义。……而文化学者把它看成一种思想或高尚的人生态度；神学家把它看成是寄托灵魂的地方。"[②]

　　《瑜伽经》对瑜伽士精神层面的阐述有：因为"身体纯净带来了思想纯净……心灵纯净了就会心生欢喜，就会心注一

---

　　①　马惠娣：《建造人类美丽的精神家园——休闲文化的理论思考》，《未来与发展》1996年第3期，第25页。

　　②　马惠娣：《休闲——文化哲学层面的透视》，《自然辩证法研究》2000年第16卷第1期，第60页。

处。心注一处就可以控制感官。而感官得到了控制，就可以觉悟自我。"①"通过自我研习，可以和择神相融合。"②"从此断除了痛苦，并摆脱了业。"③帕坦伽利从瑜伽的身心灵三个层面来解说如何修炼瑜伽，并达到最高的生命圆满的极乐境界。瑜伽超脱了感官的束缚，能够控制心意的波动，获得持久的平静，从而离苦得乐，获得解脱——这是觉悟者的境界。

《薄伽梵歌》关于瑜伽士精神层面的阐述有："勤奋努力的瑜伽士，在经过多次再生逐渐获得圆满之后，从所有的不圆满中彻底解脱出来，臻达至上居所。"④"谁以爱和坚定的虔信服务我，谁就会超越原质三德，并适于进入涅槃。"⑤瑜伽士通过瑜伽的练习可以臻达生命圆满，生命圆满之后的状态则处于一种至上的永恒极乐状态——这是瑜伽的最高目标，这也是休闲最终极的状态。

---

① ［古印度］帕坦伽利：《〈瑜伽经〉直译精解》，王志成译注，四川人民出版社，2019年，第167页。

② ［古印度］帕坦伽利：《〈瑜伽经〉直译精解》，王志成译注，四川人民出版社，2019年，第171页。

③ ［古印度］帕坦伽利：《〈瑜伽经〉直译精解》，王志成译注，四川人民出版社，2019年，第306页。

④ ［印］毗耶娑：《薄伽梵歌》，［美］罗摩南达·普拉萨德英译并注释，王志成、灵海汉译，汪瀰审校，四川人民出版社，2015年，第140页。

⑤ ［印］毗耶娑：《薄伽梵歌》，［美］罗摩南达·普拉萨德英译并注释，王志成、灵海汉译，汪瀰审校，四川人民出版社，2015年，第278页。

从印度瑜伽经典来看，瑜伽充满了神秘的神学色彩，从哲学的角度去理解瑜伽，可以将其理解为一种完美人格的哲学思想。这是接近完美神性的精神思想，拥有这种思想状态是瑜伽的最高境界，也是休闲的终极目标。瑜伽的哲学思想博大精深，其中所包含的吠檀多哲学、数论哲学等，影响了人类几千年的精神文明。

第三节　休闲境界

休闲是一个综合性概念，作为一种现实存在，首先通过人的外在表现出来，再从内在表现出所能抵达的精神境界。潘立勇教授谈论休闲境界："根据中国古代的休闲思想和智慧，休闲境界可以分为三种，即自然或遁世境界、谐世或适世境界、超然或自得境界。"[①]这是从中国古代士大夫的阅历以及诗词歌赋所传达的休闲生活及思想进行的休闲境界的分类。"休闲体验是有层次的，无论是基层的'感官之娱'和中层的'审美

---

① 潘立勇等：《审美与休闲——和谐社会的生活品质与生存境界研究》，浙江大学出版社，2019年，第12页。

之境'，还是顶层的'诗意之栖'，都是休闲体验的重要组成部分。"①休闲体验活动和方式丰富多样，从休闲行为和心灵感受的角度出发，可以分三种休闲观。

一、碌碌无为的休闲观

"基层的'感官之娱'——最基层的是感性的耳目之娱、感官之悦、身体满足、世俗享乐。"②这样的休闲活动是为了满足感官刺激和使欲望得到短暂的快感或者短暂的满足感，随着休闲活动的停止，这样的发泄和快感也会消失。很多体力劳动者持有这类基层休闲观，他们为了基本的生存，像机器人、陀螺一样生活，整天忙忙碌碌，为了生存疲于奔命，没有时间和精力甚至意识去关心自己的心智发展和成长。他们的休闲活动所追求的快乐仅仅是满足于感官刺激，如玩手机，沉迷于电子游戏的刺激、色情的刺激、赌博等，或者"躺平"。

二、闲暇和劳作结合的休闲观

"中层的'审美之境'——是人们能寄寓自己的情意，追求审美的精神境界。"③这样的休闲体验与审美产生了联系，开展

① 郭鲁芳：《休闲学》（第二版），清华大学出版社，2020年，第214页。
② 郭鲁芳：《休闲学》（第二版），清华大学出版社，2020年，第214页。
③ 郭鲁芳：《休闲学》（第二版），清华大学出版社，2020年，第215页。

的休闲活动是在工作之外的闲暇时光中选择兴趣爱好，掌控自由时间的休闲生活，来发展智力，满足精神需求，有意识地追求带来精神愉悦的休闲活动。闲暇和劳作结合的休闲观意味着工作之余选择适当的休闲，追求发展兴趣爱好、发展智力的休闲生活，如看画展、听音乐会、学习跟艺术相关的技能等。

三、合乎自然运作的休闲观

"顶层的'诗意之栖'——休闲体验上升到精神层面，即能感悟到诗意的审美境界，使自己能胸襟开阔，提升境界，让人们找到能'诗意地栖居'的精神家园。"[①]这样的休闲境界上升到了更高的心灵自由自在的精神体验，休闲生活更渴望灵性的提升，追求更高自由度的精神生活。属于合乎自然运作的休闲观的人，往往花费更多的闲暇时间在灵性成长上，开展的休闲活动有参加灵性工作坊、瑜伽、太极、禅定、冥想、气功，等等。

休闲的形式丰富多样，一个人的休闲境界并不是单一的，所从事的活动可以相互穿插。休闲境界对于一个人的生命成长和提升起到至关重要的作用，休闲境界的分析对于我们如何度过一生具有指导作用。

休闲的核心是为了获得快乐，为生命提供成长的时间和

---

① 郭鲁芳：《休闲学》（第二版），清华大学出版社，2020年，第215页。

空间。休闲就是一种在行为活动、心理状态、精神思想等多种因素综合影响下的生活状态。任何休闲活动都是以快乐为导向，以实现自我、彰显生命意义为最终目标。从人的内在本质来说，是在快乐中寻找自我并探寻内在生命意义的过程，从休闲的内在本质来说，是追求快乐、幸福感，从而收获生命的意义。在这种状态下，人们获得极大的愉悦和满足，休闲让人们的生命绽放出喜悦的光彩。

闲暇和劳作合一的合乎自然运作的境界是休闲的最高境界，郭鲁芳称之为通过审美体验到自由的"顶层的'诗意之栖'"的精神境界。休闲学研究专家潘立勇教授说道："超然或自得境界则是休闲所能达到的最高境界。……如果以超然之心态休闲，那么休闲的同时也就是人的理想的生存境界……此时的休闲实现了自身，完成了自身，休闲成为人的本体存在。"[1]总之，休闲的最高目标是精神上超然自得，达到这种境界也并不是要摆脱劳作或者不工作，只享受休闲，而是更加正念、积极主动地参与到生命的探索和创造之中，休闲和工作、生活合一，从而抵达这种理想休闲境界，这也是人类进步发展的精神通道。

---

[1] 潘立勇等：《审美与休闲——和谐社会的生活品质与生存境界研究》，浙江大学出版社，2019年，第13页。

如何休闲地度过一生？从休闲境界观的分析来看，首先，要利用闲暇，发展兴趣爱好，开发智力和个性，在精神上获得内在的自由，掌控自己的自由。其次，休闲是个人自由意志愉悦的心理产物，是在经济和健康条件允许的情况下自发参与选择休闲活动。最后，休闲是一种抵达幸福的精神慰藉。

第二章

瑜伽休闲境界观

　　休闲是人们探索和发展"成为人"的一种方式，瑜伽为"成为人"具体指明了实现路径。如果说休闲学是"成为人"的过程，那么瑜伽是"成为好人"的过程。上一章主要阐述了休闲的内涵以及瑜伽、休闲的共性。本章将具体阐述瑜伽休闲的内涵。

第一节 瑜伽的休闲状态

"瑜伽"是"yoga"一词的音译，"yoga"一词的含义被大多数瑜伽士理解为"联结""合一"，此为吠檀多哲学的理解。另一个解释则来自数论瑜伽哲学，意思是"分离"。

在中国刚开始流行瑜伽之时，其主要是作为一项减肥、塑形、美容养颜的运动，至今仍然有很多瑜伽爱好者执着于瑜伽体式的练习。随着瑜伽哲学的兴起，以及经验练习者们的瑜伽修持分享，更多人已然将瑜伽理解为一种瑜伽精神状态下休闲的生活方式。我从17岁开始练习瑜伽，曾走入瑜伽体式的误区，挑战了很多高级瑜伽体式，最终发现体式再高级，依然不能达到瑜伽哲学里所描述的"三摩地"境界，依然会感觉到生活中的各种烦恼和痛苦。于是开始反思瑜伽的练习方法，专注于研读瑜伽哲学，跟随智者们的指引修正自己练习瑜伽的方法。而随着对瑜伽哲学思想的吸收和理解深入结合瑜伽的修炼，我逐渐从迷茫的精神状态走向平静、喜乐和安定，抵达更高的瑜伽境界，这也正是所有的休闲活动所追求的共同目标。瑜伽是极佳的休闲活动，依照瑜伽的修炼，可以达到休闲的最终目标，即持久的喜乐状态，这种境界在瑜伽中称为"三摩地"。

瑜伽是经验性的关乎身心灵的生命科学，也是当代盛行的休闲生活方式。瑜伽经典哲学中关于瑜伽的休闲喜乐体验和状态有以下描述：

帕坦伽利在《瑜伽经》的开篇就给瑜伽下了定义："瑜伽是约束心的波动。"[①]其表达的意思可以理解为，人的心在喜、怒、哀、乐、怨、恨、恼、怒、烦等情绪的干扰下会带来波动，而瑜伽可以控制心的波动，让心恢复平静状态，这种状态也是一种休闲状态。后面的章节继续解说瑜伽中有这些状态："还未到来的痛苦是可以避免的"[②]，"由于满足，人得到最大快乐。"[③]其中所表达的瑜伽可让人避免和摆脱生命的痛苦，从而得到最大的快乐，这是所有休闲活动要达到的目标和状态。《瑜伽经》的翻译有诸多版本，印度瑜伽士岚吉（Ranjay Kumar）在《〈瑜伽经〉讲什么》一书中把瑜伽定义为"瑜伽是心域波动的永久止息。"[④]这里可以理解为瑜伽是

---

① ［古印度］帕坦伽利：《〈瑜伽经〉直译精解》，王志成译注，四川人民出版社，2019年，第5页。

② ［古印度］帕坦伽利：《〈瑜伽经〉直译精解》，王志成译注，四川人民出版社，2019年，第124页。

③ ［古印度］帕坦伽利：《〈瑜伽经〉直译精解》，王志成译注，四川人民出版社，2019年，第168页。

④ ［印］岚吉：《〈瑜伽经〉讲什么》，朱彩红译，四川人民出版社，2018年，第88页。

心意永恒平静的状态。

　　印度瑜伽大师室利·维迪安拉涅·斯瓦米对瑜伽的状态直抒胸臆：“现在开始讲述梵的喜乐。知道梵的喜乐，人就可以不受现在和未来之疾病的困扰，并获得幸福。”①“在世界被投射出来之前，唯有自我存在。类似地，自我存在于三摩地、深眠和狂喜的状态中。”②斯瓦米诠释的瑜伽是使自我不受痛苦和疾病的干扰，获得喜乐幸福，并持久处于狂喜的状态中，这也是瑜伽呈现的休闲状态。

　　古印度著名的哲学家、吠檀多派代表商羯罗曾在印度创设四大修道院，在哲学上，他如此讲解瑜伽的智慧：“依靠受控的心意和净化了的智性（菩提），直接觉悟你身体中的自我，以便与它合一，穿越那翻滚着死浪与生波的无尽轮回之海；它作为你自身的本性，稳稳地安住在梵中，充满喜乐。”③其表达的瑜伽休闲状态是通过瑜伽觉悟自我，无论世间万物如何变

---

　　①　［印］室利·维迪安拉涅·斯瓦米：《瑜伽喜乐之光——〈潘查达西〉之“喜乐篇”》，［印］斯瓦米·斯瓦哈南达英译，王志成汉译并释论，四川人民出版社，2015年，第15页。

　　②　［印］室利·维迪安拉涅·斯瓦米：《瑜伽喜乐之光——〈潘查达西〉之“喜乐篇”》，［印］斯瓦米·斯瓦哈南达英译，王志成汉译并释论，四川人民出版社，2015年，第30页。

　　③　［印］商羯罗：《智慧瑜伽之光——商羯罗〈分辨宝鬘〉》，王志成、曹政译注，陈涛校，商务印书馆，2021年，第61页。

化，抵达瑜伽的最高境界，即梵我一如，便永恒地、安稳地处于喜乐状态。"因此，心意经过持续实践得到净化后，就融入梵中；然后，三摩地就跨越有余进入无余，并且直接导致对独一无二者即梵的喜乐的觉悟。"①通过瑜伽的修持，心意持续在瑜伽中净化，能够与梵的能量联结，进入三摩地状态就能感受到永恒的喜乐，这是觉悟者才能体验到的休闲状态。"已臻完满并在此生获得解脱的瑜伽士，在其心意中，享有内在与外在的永恒喜乐。"②在瑜伽修持中获得解脱的瑜伽士可以永恒地处于内外喜乐的休闲状态中，这也是休闲的最高目标。"灵魂高贵的托钵僧放弃了所有的执着和感官享乐，他们平静、完全自治。他们领悟了至上真理，通过自我觉悟最终臻达至上喜乐。""你也要分辨这一至上真理，它是自我的真性，是喜乐的本质。要抖落由你的心意所造出的虚幻，要获得自由和智慧，要获得生命的圆满。"③这里所描述的瑜伽状态是超脱满足感官与欲望快感的休闲状态，抵达这种状态的修持者完全处于至高的智慧和真理中，破迷开悟，不受迷惑，获得生命的圆

---

① ［印］商羯罗：《智慧瑜伽之光——商羯罗〈分辨宝鬘〉》，王志成、曹政译注，陈涛校，商务印书馆，2021年，第156页。

② ［印］商羯罗：《智慧瑜伽之光——商羯罗〈分辨宝鬘〉》，王志成、曹政译注，陈涛校，商务印书馆，2021年，第175页

③ ［印］商羯罗：《智慧瑜伽之光——商羯罗〈分辨宝鬘〉》，王志成、曹政译注，陈涛校，商务印书馆，2021年，第195页。

满和喜乐的本质。

　　印度传统不二论哲学代表典籍《直抵瑜伽圣境〈八曲仙人之歌〉义疏》中表达直抵瑜伽圣境的智慧："要知道，哪里有欲望哪里就有世界。坚守不执，超越欲望，就会幸福。……束缚只包含于欲望中。据说，摧毁欲望就是解脱。唯有通过不执于世界，才能达至觉悟自我的恒久喜乐。"①八曲说道："生灭变化是事物的本性。觉悟到此的人，就很容易找到平静，不受干扰，摆脱痛苦。"②即使处在世俗生活中，智者也会全然平静。他坐也快乐，睡也快乐，行也快乐，说也快乐，吃也快乐。"无论是谁，只要觉悟到他自己的自我，即便在实际生活中他看似普通人，他也不会感到痛苦。他平静如大湖，光辉照耀，所有悲伤一扫而光。"③八曲仙人天生身体八段残疾，却拥有至高无上的智慧，处于瑜伽圣境的状态中，与智者辩论，回答国王贾纳卡对生命自由与解脱的追问。其主要表达的瑜伽智慧哲学和实现路径是，通过瑜伽的修持化掉私我意识，毫无保留地融入独一的、至上的绝对意识，将会获得恒定的智慧与

---

①　[印]斯瓦米·尼提亚斯瓦茹帕南达英译：《直抵瑜伽圣境〈八曲仙人之歌〉义疏》，王志成汉译并注释，商务印书馆，2017年，第110页。

②　[印]斯瓦米·尼提亚斯瓦茹帕南达英译：《直抵瑜伽圣境〈八曲仙人之歌〉义疏》，王志成汉译并注释，商务印书馆，2017年，第117页。

③　[印]斯瓦米·尼提亚斯瓦茹帕南达英译：《直抵瑜伽圣境〈八曲仙人之歌〉义疏》，王志成汉译并注释，商务印书馆，2017年，第229页。

喜乐，直抵瑜伽最高境界，永恒地处于休闲状态，这也是休闲的至高境界。

国内著名瑜伽哲学教授王志成结合了诸多瑜伽哲学理论和多年的瑜伽实践经验，在《阿育吠陀瑜伽》中结合了阿育吠陀医学思想与实践，从身体健康和心灵的层面分别深入剖析瑜伽的内涵，重点阐述个体之间的体质差异，再从瑜伽的体式、调息、冥想、身印、唱诵及三摩地瑜伽进行阐释，最终得出的结论是阿育吠陀瑜伽"是真正落实身体、心智和心灵之健康发展的瑜伽，是打破此岸和彼岸、短暂和永恒、有限和无限、肉身和精身之分离的瑜伽"[①]。阿育吠陀瑜伽高度浓缩了瑜伽的哲学理论和实践经验，将瑜伽休闲的修持方法结合当代人的生活，形成了完整的生命管理体系。可见，阿育吠陀瑜伽作为一种休闲方式，建立了完整的生命健康管理体系，最终可以让人收获身心灵健康发展。

综上所述，诸多瑜伽哲学思想都在描述生命的喜乐、趋向圆满和幸福的状态——这正是休闲学中所阐述的休闲状态和目标。瑜伽就是通往身心灵健康并获得生命持久喜乐圆满的休闲方式。在瑜伽休闲的路上，瑜伽既是一项让生命恢复活力、

[①] 王志成编著：《阿育吠陀瑜伽》（第二版），四川人民出版社，2022年，第392页。

趋向健康的运动休闲方式，也是去除痛苦、发展心智、提升智慧、获得幸福喜乐的休闲哲学。

第二节 瑜伽哲学中的"三德"

数论哲学是瑜伽的理论基础，瑜伽则是数论哲学的践行。数论哲学认为世界万事万物皆由原人和原质两部分组成。人也是由原人和原质构成，人要想获得自由，就要摆脱原质的束缚。数论哲学的代表自在黑在《数论颂》中表达的思想可以总结为：人存在普遍的现实痛苦即为三重苦，分别是依内苦、依外苦和依天苦，人们为了摆脱痛苦，就需要达成原人和原质的分离，而实现了原人与原质的分离，超越三德，人就会达到瑜伽"三摩地"的最高境界。

一、"三德"的含义

原人是恒定不变的，原质则具有三种属性，称为"三德"（trigunas）。王志成的《阿育吠陀瑜伽》中对"三德"的定义为："德，guna，意思是'捆绑的东西'，三德，就是指三种捆绑的东西。三德用什么捆绑？就是能量。三德能量呈现出不同的属性或特征。"①

三德具体指三种能量或属性。

萨埵（Sattva）：代表智性，善良，光明，轻盈，喜乐，满足，宁静，专注，慈爱；给予平衡，系醒态。

罗阇（Rajas）：代表精力，激情，力量，激进，改变，不满足，活跃，扰动，奋斗，行动；带来欲望，引起不平衡，系梦态。

答磨（Tamas）：代表物质，愚昧，迟钝，犹豫，消极，灰暗，不活跃，虚幻，粗糙，毁灭；引起惰性，系深眠态。

在吠檀多哲学经典《智慧瑜伽之光——商羯罗的〈分辨宝鬘〉》中商羯罗对三种属性有如下阐述：

罗阇拥有投射智力，这投射智力的性质是活动。源于这投射智力，活动的原始之流产生了。也是源于这投射之力，诸如执着、悲伤等心意的变化也持续产生了。贪欲、愤怒、贪婪、傲慢、怨恨、自私、嫉恨、忌妒等，这些都是罗阇可怕的属性。人的世俗倾向起于罗阇。因此，罗阇是束缚的原因。②

---

① 王志成编著：《阿育吠陀瑜伽》（第二版），四川人民出版社，2022年，第101页。

② ［印］商羯罗：《智慧瑜伽之光——商羯罗〈分辨宝鬘〉》，王志成、曹政译注，陈涛校，商务印书馆，2021年，第51页。

答磨拥有遮蔽之力，这遮蔽之力使得诸事物看起来不是它们所是的样子。正是这遮蔽之力引发了人的生死轮回，并且启动了投射之力的行动。①无知、疲乏、迟钝、睡眠、怠慢、愚蠢等，都是答磨的属性。系缚于这些属性的人什么也不能理解，他们就像睡着了的人，就像畜生或是一块石头。②

纯粹的萨埵清澈如水。然而，在与罗阇以及答磨的结合中，它发生了转化。……阿特曼的本性在萨埵中投射，就如太阳照亮整个物质世界。纯粹的萨埵是欢乐的，它觉悟了自我，拥有至上平静，满足，喜乐，始终虔信阿特曼。正因为如此，求道者得享恒久喜乐。③

有国内学者结合诸多瑜伽哲学论述，对"三德""原人""原质"作了综合的解说，认为原人和原质构成人，即一切众生的构成是灵（普鲁沙、原人、自我）和原质（自然）。原质（三德）是束缚的原因，即正是原质（三德）把人的自我（原人、普鲁沙）束缚在身上。三德是承载痛苦（轮回）的小

---

① ［印］商羯罗：《智慧瑜伽之光——商羯罗〈分辨宝鬘〉》，王志成、曹政译注，陈涛校，商务印书馆，2021年，第52页。
② ［印］商羯罗：《智慧瑜伽之光——商羯罗〈分辨宝鬘〉》，王志成、曹政译注，陈涛校，商务印书馆，2021年，第53页。
③ ［印］商羯罗：《智慧瑜伽之光——商羯罗〈分辨宝鬘〉》，王志成、曹政译注，陈涛校，商务印书馆，2021年，第54页。

船。三德有着各自基本的特征或属性和运行的特点。三德是可以超越的，核心是虔信。

"三德"是瑜伽哲学中核心的概念之一，三德控制着人，瑜伽的最终目标是超越三德，让人脱离三德的束缚，从而达到原人与原质的分离，达到可以控制心的波动，心无罣碍，臻达生命解脱的境界，获得永恒平静与喜乐的身心自由的三摩地状态。人的三德以自己的属性各自发挥着作用，三德之间也是互相影响、互相转化的。

二、"三德"的运行

"三德"即萨埵、罗阇、答磨，三者的特点和呈现状态均有不同，三者不是绝对分离的状态，彼此之间是相互协作、相互依存、相互伴随的。弗劳利（David Frawley）总结了三德的基本规律：

第一规律：轮替律，"三德中的每一种都有机会占据主导"[①]。在宇宙和自然的运行规律下，人在从事任何活动时，其三德之间的交替转换是一种自然运行的过程。比如人一到晚上就想睡觉，这是人的答磨之德占据主导；睡一觉起来，精神

---

① 王志成编著：《阿育吠陀瑜伽》（第二版），四川人民出版社，2022年，第106页。

抖擞，此时是人的罗阇之德占据主导；开始投入喜欢的生活状态之中，度过比较平和顺畅的一天，那么这是萨埵之德占据主导。瑜伽修持的目标是为了让人的萨埵之德占据主导，抑制懒散而消极的答磨之德和处于激情之态的罗阇之德。瑜伽的最终目标是脱离三德的束缚，证得三摩地，达至永恒喜乐和平静的状态。

第二规律：主导律，"也就是某个时候或时期，三德中的一德占据主导。"①宇宙的自然运行过程和人的一生中，每个阶段三德之一会占据主导，并持续一段时间。根据三德的特性，比如四季中万物复苏的春天和风和日丽的秋天是比较平和的季节，萨埵之德占据主导；烈日炎炎的夏天是罗阇之德占据主导；万物休眠的冬天则是答磨之德占据主导。在人生的不同时期也会由某个德占据主导地位。比如新生婴儿时期，天天除了吃喝拉撒就是睡觉，是答磨之德占据主导；人在少年时期行为冲动，斗志昂扬，激情澎湃，此时便是罗阇之德占据主导；随着年龄的增长，人的阅历增加、智慧增长，逐渐步入成熟期，萨埵之德会相对占据主导，这个阶段处于一种稳定而持久的平和与智慧的状态。一个人的三德并非随着年龄增长而固定

---

① 王志成编著：《阿育吠陀瑜伽》（第二版），四川人民出版社，2022年，第107页。

于某一种。通过有意识的瑜伽修持，萨埵之德占据主导地位的时间会持久或者说早点到来，获得更多的滋养生命的喜乐，使人处于一种平静喜乐的生活状态，这无疑对人们的身心健康非常有益。

第三规律：合作律，"三德特征彼此不同，但它们之间并没有绝对分离的状态，而是彼此间合作、配合的关系，它们彼此运动、相互协作。"①三德作用于人体，不可能有准确、绝对的数据比率去衡量。绝对的、百分之百都是罗阇之德或者萨埵之德或者答磨之德的人客观上是不存在的，三德就是人的本质属性。我们可以把三德理解为一种"气"，萨埵之德是生气、罗阇之德是火气、答磨之德是死气。人人都需要呼吸，通过吸气带动人体的运作，三德的控制是可以通过人体呼吸的气去改变和运作的，这是非常复杂而又精微的。而瑜伽的所有练习全部需要呼吸控制法去引导，通过瑜伽的气的修持训练可以达到对三德的调控，从而抵达瑜伽的最高境界。

总之，无数的瑜伽大师都在讲述，如何通过瑜伽达到生命的圆满境界。人们可以不练体式，但是一定要有呼吸法，所有的体式都是为呼吸服务的，很多瑜伽练习者都忽略了这一点。

---

① 王志成编著：《阿育吠陀瑜伽》（第二版），四川人民出版社，2022年，第107页。

第四规律：工具律，"三德本身，没有本质，没有本质说的是三德的不断变化。……三德没有意识，三德是工具性的"[①]，"我们可以控制有限度的三德，让三德服务于我们的宇宙性游戏。"[②]三德作为工具服务人的身心健康，因此控制和平衡三德是阿育吠陀瑜伽的最高意义。一般情况下，三德控制着人，但是实际上通过修持阿育吠陀瑜伽，可以让人们认清自我的本质，成为三德的主人，清楚三德只是工具，平衡和控制三德是阿育吠陀瑜伽的目标。

第三节　瑜伽哲学中的休闲境界观

瑜伽哲学认为，人由三德构成，通过瑜伽的修持，超脱三德的束缚，达到原人与原质的分离，显示出自我本性的真相。瑜伽修持是阶段性的，是长期的生命健康成长和发展的过程。瑜伽作为一种休闲方式，无论是运动休闲还是精神休闲，均有

---

① 王志成编著：《阿育吠陀瑜伽》（第二版），四川人民出版社，2022年，第108页。

② 王志成编著：《阿育吠陀瑜伽》（第二版），四川人民出版社，2022年，第109页。

休闲的境界之分，立足于瑜伽哲学理论以及休闲学，提出以下瑜伽休闲观。

一、答磨型休闲观

答磨型休闲观，是人的答磨属性占据主导的休闲活动，具有愚昧、迟钝、犹豫、消极、灰暗、不活跃、虚幻、粗糙、毁灭的特征，它引起惰性，系深眠态占主导思想的休闲活动。

答磨休闲观是碌碌无为的休闲观，所从事的休闲活动是为了满足于感官的刺激和欲望所带来的短暂快感和满足感。随着休闲活动的停止，这样的发泄和快感也会消失。当今社会还有一类人，不需要为物质基础发愁，生活太闲了，什么事情都不做，长此以往，精神上无所追求，所追求的休闲方式只是玩游戏、赌博，沉迷游戏、色情等，甚至毒品，这些都属于愚昧的、消极的答磨型休闲。

二、罗阇型休闲观

罗阇型休闲观，是以人的罗阇属性占据主导的休闲活动，具有激情、力量、激进、改变、不满足、活跃、扰动、奋斗、行动的特征，会带来欲望，引起不平衡，系梦态占主导思想的休闲活动。

罗阇型休闲观的人，所从事的休闲活动是在工作之外的闲

暇时光中选择的兴趣爱好，满足精神需求，以发展智力，有意
识地满足精神愉悦的休闲活动。随着技能或者专业性的提升，
其精神满足和快乐也相对得到提升。大多数脑力劳动者接受的
是罗阇型休闲，这类人的激情占据主导，工作中追求名利，处
于一种积极向上、永无止境的追求的竞技亢奋中。现在社会上
很多高端人士、名人、CEO、高管，他们熙熙攘攘皆为名利而
来，既要获得名利又要满足精神追求，同时也要呵护自己的身
体，于是社会上开始流行的休闲活动有瑜伽、气功、灵气疗法
等。还有一些休闲活动比如美食活动、艺术展览、音乐会、读
书会等都属于罗阇型休闲观的休闲活动。现在很流行的广场
舞、太极拳等，是年纪大的人们最爱的休闲活动，年轻人则喜
欢看电影、逛街、跑马拉松、远足、爬山、练瑜伽等。因此，
工作与休闲生活结合，忙中偷闲，劳逸结合、有形的协调平衡
关系，都可视为罗阇型休闲。

三、萨埵型休闲观

萨埵型休闲观，是以人的萨埵属性占据主导的休闲活动，
具有善良、光明、轻盈、喜乐、满足、宁静、专注、慈爱、平
衡的特征，系醒态为主导思想的充满智慧和正念的休闲活动。

萨埵型休闲观的人，所从事的休闲活动将工作和闲暇完
全融为一体，合乎天命自然运作的法则，生活与工作之间可以

自由切换、交融、合一。具有这种休闲观的人大致有两类：一类是某个行业或者领域的专家，将自己的爱好和天赋才华充分融合到工作中，创造出有益于人类发展或者进化提升的事业。另一类是修行人，通过修炼可以抵达平和的状态，能够在生活和工作中正念思考，心平气和地解决和处理生活与工作中的问题。这两类人都有萨埵型休闲观共同的特性，总之就是可以安住在不确定的世界中，可以正念思考、平和生活和工作，工作和闲暇融为一体。

瑜伽休闲哲学思想中的答磨型休闲观、罗阇型休闲观和萨埵型休闲观，这三种属性的休闲穿插呈现在生活中。这三种属性的休闲观也不是严格分开的，可能会交叠呈现，一个具备答磨型休闲观的人，通过学习也可以逐步升级为具备罗阇型休闲观和萨埵型休闲观的人；一个罗阇型休闲观的人通过修持瑜伽可以提升为萨埵型休闲观的人，且具有罗阇型休闲观的人有时也可能会呈现答磨休闲观或者萨埵型休闲观；而萨埵型休闲观的人会比较少出现答磨休闲观的休闲活动。总之，这三种属性的瑜伽休闲观互相交叠，互相作用，互相影响。

第三章

《瑜伽经》的瑜伽休闲哲学思想解析

帕坦伽利《瑜伽经》的主要内容是教导人们珍视生命，并通过管理生命达成生命的自我转化和提升，让人摆脱生命的痛苦，获得永恒喜乐和幸福，实现生命的终极自由，并提供了具体实践路径。帕坦伽利提供了非常完整的修习系统，每个修习步骤紧密相连。通过瑜伽八支法的修持，获得生命的终极圆满和自由幸福，这也是人们休闲活动的终极目标。

第一节 《瑜伽经》的休闲目标

　　《瑜伽经》的翻译有诸多版本，由王志成翻译、收入"瑜伽文库"的版本受到各界广泛认可，以此版本作为理论根基。印度瑜伽士岚吉在《〈瑜伽经〉讲什么》一书中把瑜伽定义为"心域波动的永久止息。"王志成译注的《〈瑜伽经〉直译精解》将其定义为："瑜伽是约束心的波动。"本书从休闲学的角度去分析瑜伽的定义，认为作为休闲行为和思考方式，瑜伽从起心动念的开始、经过到结果都是作用于心。这可从下面三个层面来阐述：从心的物质层面来看，瑜伽是利于心脏器官健康的运动养生休闲方式；从心的感知层面来看，瑜伽是让人的心理平息痛苦的负面情绪，而获得内心平静喜乐的休闲方式；从心的精神层面来看，瑜伽是超脱了业果的束缚，最终获得生命的圆满和解脱，处于永恒平和、喜乐、幸福状态的休闲方式。这三个层面与心的精微能量的运作是密不可分的。而通过这三个层面的运作可达至瑜伽休闲目标。

一、瑜伽的最高境界——"三摩地"

　　帕坦伽利《瑜伽经》的目标明确，即通过瑜伽的修持获得生命的解脱，臻达终极圆满，即三摩地。也许有人先天就可以臻达三摩地状态，但是对于普通人来说需要通过瑜伽的修持才能达到。帕坦伽利在《瑜伽经》中告诉我们："（一旦约束了心的波动，）见者就安住在其自身本性中。"[1]"通过冥想，可以摧毁充分发展了的痛苦。"[2]"通过修习瑜伽八支，一旦除去了所有的不净，智慧之光就分辨了原人和原质。"[3]"因为身体纯净，带来思想纯净，心灵纯净，心生欢喜，心注一处，控制感官，得以觉悟自我。"[4]"即使对最高的知识也毫无兴趣，这样的人因其达到了完全分辨，而臻达法云三摩地。"[5]"从此断除了痛苦，并摆脱了业。"[6]"当三德作为原质之属性不再服务于原人之时，它们就消融于原质。这就是独存。原人作为纯粹意识，安住在其自身的本性中。"[7]从休闲

① ［古印度］帕坦伽利：《〈瑜伽经〉直译精解》，王志成译注，四川人民出版社，2019年，第7页。

② ［古印度］帕坦伽利：《〈瑜伽经〉直译精解》，王志成译注，四川人民出版社，2019年，第117页。

③ ［古印度］帕坦伽利：《〈瑜伽经〉直译精解》，王志成译注，四川人民出版社，2019年，第139页。

④ ［古印度］帕坦伽利：《〈瑜伽经〉直译精解》，王志成译注，四川人民出版社，2019年，第167页。

⑤ ［古印度］帕坦伽利：《〈瑜伽经〉直译精解》，王志成译注，四川人民出版社，2019年，第304页。

⑥ ［古印度］帕坦伽利：《〈瑜伽经〉直译精解》，王志成译注，四川人民出版社，2019年，第306页。

⑦ ［古印度］帕坦伽利：《〈瑜伽经〉直译精解》，王志成译注，四川人民出版社，2019年，第310页。

学的角度来看，以上是帕坦伽利在《瑜伽经》中所表达的瑜伽
休闲观。在瑜伽哲学中"独存"是三摩地的至高境界，也是帕
坦伽利的终极瑜伽目标。《瑜伽经》的核心是关注人的心，通
过瑜伽的修持，超脱三德束缚，完全自我觉悟，实现原人与原
质的分离，从而臻达瑜伽的终极目标三摩地境界。获得最终解
脱，达至生命的圆满，这同样是人类休闲的最高目标。

　　西方哲学思想代表、德国哲学家皮柏在他1953年出版的经
典著作（*Leisure-the Basis of Culture*）中指出："休闲是一种
心理和精神的状态——休闲感并非仅仅是外在因素的结果，也
并不是闲暇时间、周末和假期的必然产物。它首先应当是一种
心理倾向，是一种心灵状态。"帕坦伽利的《瑜伽经》所表达
的瑜伽休闲观，完全符合休闲所要达到的心灵状态，在此笔者
将帕坦伽利的瑜伽休闲观称为"三摩地型休闲观"，这是瑜伽
的最高境界，也是休闲的最高目标。《瑜伽经》所阐述的瑜伽
路径最终要实现的目标是人生圆满，自古以来这也是人类追求
的休闲目标。帕坦伽利以实证实修的经验通过《瑜伽经》教导
后人实现这一目标的路径，三摩地型休闲观指导人们该如何开
展瑜伽休闲的生活，从而抵达永恒的幸福和生命的圆满，这也
正是研究《瑜伽经》的瑜伽休闲哲学思想的意义所在。

　　"当约束了心的波动时，就会达到认知者、认知对象以及

认知的同一。这种与认知对象的同一被称作三摩地。"[①] "在冥想中，对象的真实本性放出光芒，不再受感知者的心的扭曲，这就是三摩地。"[②] "三摩地是梵文Samadhi的音译，也翻译为三昧、定等。……Samadhi是一种状态，在这一状态中，人、行动和行动对象之间的区别消融成了唯一者。"[③]

从瑜伽哲学中对三摩地的定义，结合休闲学来理解三摩地：三摩地是一种永恒喜乐的心灵休闲状态，通过瑜伽可以抵达三摩地的休闲状态，这种状态不受任何外界的干扰，不受满足感官的快乐和欲望的束缚，处于平静喜乐的状态，超脱了业力的束缚，抵达生命的终极圆满。

二、三摩地型休闲观

《瑜伽经》中瑜伽的最高境界"三摩地"也是休闲的最高境界，本文称之为"三摩地型休闲观"，是指通过瑜伽修持抵达瑜伽最高境界——三摩地境界，即处于永恒的平静、喜乐和

---

① ［古印度］帕坦伽利：《〈瑜伽经〉直译精解》，王志成译注，四川人民出版社，2019年，第77页。

② ［印］斯瓦米·帕拉伯瓦南达、［英］克里斯多夫·伊舍伍德：《帕坦伽利〈瑜伽经〉及其权威阐释》，王志成、杨柳译，汪瀰校，商务印书馆，2016年，第160页。

③ 王志成编著：《阿育吠陀瑜伽》（第二版），四川人民出版社，2022年，第382页。

圆满的休闲状态。

以三摩地型休闲观展开休闲活动的人，有两类人：一类是出世修习，出生便达到三摩地状态的人；另一类是通过修行而达到三摩地境界的人，是已经觉悟者、开悟者，如帕坦伽利、释迦牟尼、老子等。三摩地型休闲观超越了萨埵型休闲观、罗阇型休闲观、答磨型休闲观的休闲境界，抵达休闲的最高境界，即"超然或自得境界"——"超然或自得则是休闲所能达到的最高境界。……只有从精神上做到超然，才能化解各种执着的生活方式，而完全回归内在的精神……不让人执着于现实功利的过分纠缠，能时刻超脱于客观世界的变化与纷扰。……以超然之心态休闲，那么休闲同时也就是人的理想的生存境界。……此时的休闲实现了自身，完成了自身，休闲成为人的本体存在。"①潘立勇教授如此阐述休闲的最高境界。

三摩地休闲观达至休闲的最高境界，但这不是狭隘意义上的休闲境界，不是摆脱劳作的休闲境界，而是每时每刻都处于喜乐的状态，履行社会职责，内心毫无波动，无闲暇与劳作之分，无论在工作还是生活中，内在精神都处于休闲状态，任何时候自身与休闲彻底融合、合一，个体圆融在宇宙空间的大自

---

① 潘立勇等：《审美与休闲——和谐社会的生活品质与生存境界研究》，浙江大学出版社，2019年，第13—14页。

然运作中，处于永恒的喜乐休闲状态。

帕坦伽利的休闲观，就是三摩地休闲观。《瑜伽经》中称瑜伽的最高境界叫"独存"，或者叫"解脱"的生命圆满境界。获得最终休闲境界的帕坦伽利、吠檀多、释迦牟尼等开悟的先人们，都超越了萨埵型休闲观、罗阇型休闲观和答磨型休闲观，而臻达三摩地型休闲境界。佛学、瑜伽、道家都是在追求休闲的最高境界，不同的文化都有至高境界的终极休闲境界，在儒家中叫"天人合一"，在道家中叫"人法地，地法天，天法道，道法自然"，在吠檀多不二论中叫"梵我一如"，在瑜伽中叫"三摩地"，在西方宗教中称为"救赎"，佛家称为"开悟"或称为"觉醒""觉悟"。帕坦伽利开启了终极休闲的大门，他给我们提供了终极休闲的目标，那就是三摩地型休闲境界。瑜伽的实修为瑜伽休闲学思想提供了抵达终极休闲的具体路径。诸多的瑜伽经典哲学以及瑜伽士用实际行动教导世人如何修持瑜伽。瑜伽休闲学思想指导下的休闲行为，为达到永恒喜乐的休闲状态，提供了实修方法。

真正的修行须建立在休闲的基础上，要有闲暇时间去提升智力和精神，长期积累，生命的认知就会发生革命性的变化。从低级的休闲境界达到更高级的休闲境界叫"修持"。帕坦伽利的休闲目标叫"独存"，路径叫"瑜伽修持"。对于瑜伽最高境界三摩地的描述，有诸多的解说，文字叙述不能全然表达出瑜伽圣人、开悟者们所描述的境界，但是无一例外教导世人，那是一种人类生命所能体验到的永恒喜乐的状态。释迦牟尼是瑜伽的坚定修持者，他放弃权利、财富和美色，获得超越了所有感官带来的休闲欢愉。无数的圣贤、开悟者试图用文字记载、著书立言描绘出那种状态，只为将他们在寻找生命真相的路途中，经过无数次试错，得到的最宝贵的、最节约时间的路径分享出来，指明抵达生命终极的幸福圆满之路。穿越千年后的生命继续相遇，发出耀眼的光亮，成为经典，《瑜伽经》《薄伽梵歌》便是此类经典。这类人拥有高尚的灵魂，觉悟之后通过立言教导世人如何休闲地度过一生。印度近代哲学家、社会活动家斯瓦米·辨喜曾公开演讲说道："唤醒受束缚的灵魂，并努力站起来确证自我，这就是所谓的人生。在这场确证自我的人生奋斗当中胜出，这就是所谓的进化。"①

三、三摩地休闲观的内涵

瑜伽与休闲的目标有共性，那便是生命的本质，即追寻和感受生命的幸福和喜乐。但是也有区别，瑜伽的终极目标是"三摩地"，而大部分休闲活动只是为了获取放松和快乐的体

---

① ［印］斯瓦米·辨喜：《瑜伽：活在源头的秘义》，闻中、喻雪芳译，四川人民出版社，2021年，第49页。

验，那是在"原人"肉身和感官束缚，也就是"原质"中"三德"属性束缚下的休闲欢愉体验，人一旦不参与这种休闲活动，这种欢愉就会消失，这类休闲观分别是萨埵型休闲、罗阇型休闲和答磨型休闲。帕坦伽利通过《瑜伽经》为人类指明了抵达休闲的终极目标，即永恒极乐、不会消失的幸福和欢愉状态，是脱离了"三德"属性的束缚，处于"原人"和"原质"分离的状态，也就是三摩地型休闲观境界。修持瑜伽作为一项休闲方式，使人的精神面貌和行为得到修正与提升，随之休闲观会逐步从答磨型休闲观升级到罗阇型休闲观，再抵达萨埵型休闲观，修持方法正确则可抵达三摩地型休闲观。因此，瑜伽是高级的休闲方式，值得人们去探索、研究和推广。

瑜伽哲学为抵达三摩地境界指明了明确的方向和具体修习路径。三摩地型休闲观，是永恒的休闲状态，是生命的终极目标。八曲所描述的"解脱者心灵纯洁，始终安住在自我中。在任何情况下，他都无欲无求地生活。"①休闲学学者们从不同的学科和层面探究、总结出人类的休闲活动，创建了一整套休闲体系，但是总结其休闲行为产生的休闲效果多是短暂的或者说是间接性的，而三摩地型的休闲境界就是休闲的终极目标，并

---

① ［印］斯瓦米·尼提亚斯瓦茹帕南达英译：《直抵瑜伽圣境〈八曲仙人之歌〉义疏》，王志成汉译并注释，商务印书馆，2017年，第187页。

明确指出抵达这一目标的具体路径，那就是开始瑜伽的修持。

　　人应该如何度过这一生？这是哲学命题，帕坦伽利教导我们要成为一个真正的瑜伽士，成为开悟的人，解脱的人，成为一个休闲大师。人类有了休闲才开始进行哲学思考，从这个意义上说，哲学起步于休闲，马克思曾经从时间角度、自由发展角度、娱乐角度、现实角度、社会哲学角度综合阐述休闲，认为休闲是关乎内在精神空间和意识空间发展的问题。无论休闲学中的休闲活动如何创新和变换，休闲思想尤其是以西方思想为主导的休闲学思想，基本都倾向于不断地发生休闲活动，受制于答磨能量，只有发生休闲活动时才能产生休闲的感受和状态，也就是短暂的或者间歇性的愉快感受。瑜伽休闲哲学思想可以弥补其不足，即要达至恒久的幸福感。普通人仅能有萨埵型休闲、罗阇型休闲和答磨型休闲三类休闲境界观，帕坦伽利为大家指明了要超越三种休闲境界，而抵达休闲最高目标即三摩地型休闲观的境界，并明确了达成这种结果的路径——《瑜伽经》，这是一部将人引向终极休闲的指导书。

　　综上所述，瑜伽的休闲哲学思想可归纳为，利用闲暇的时间通过瑜伽的修持平衡三德，获得三种瑜伽境界即答磨型休闲境界、罗阇型休闲境界、萨埵型休闲境界，而通过瑜伽修持最终成为觉悟的人，摆脱三德的束缚，将原人与原质分离，解脱生死，离苦得乐，实现永恒喜乐的生命圆满状态，即臻达三摩地休闲境界，这也是休闲的终极目标。

第二节　《瑜伽经》：瑜伽休闲实践的八支法

《瑜伽经》第二章修习篇详细阐述了通过瑜伽八支进行瑜伽的练习，"瑜伽八支是：禁制、劝制、坐法、调息、制感、专注、冥想、三摩地。"[①]

一、瑜伽休闲实践之心法

《瑜伽经》中关于修持瑜伽心法的阐述有："通过虔信自在天也能达到三摩地。"[②]"表达自在天的词是唵（Om）。"[③]"通过自我研习，可以和择神相融合。"[④]"通

---

① ［古印度］帕坦伽利：《〈瑜伽经〉直译精解》，王志成译注，四川人民出版社，2019年，第141页。

② ［古印度］帕坦伽利：《〈瑜伽经〉直译精解》，王志成译注，四川人民出版社，2019年，第45页。

③ ［古印度］帕坦伽利：《〈瑜伽经〉直译精解》，王志成译注，四川人民出版社，2019年，第51页。

④ ［古印度］帕坦伽利：《〈瑜伽经〉直译精解》，王志成译注，四川人民出版社，2019年，第171页。

过全然地顺从自在天，可获得三摩地。"①"专注是将心固定在某一点上。"②"由于敬神，人可以达至三摩地"③王志成教授在《阿育吠陀瑜伽》中进一步阐述了《瑜伽经》中关于"敬神"的思想："帕坦伽利也提供了一条走向瑜伽目标的简易之道，那就是：义无反顾地投入自在天的怀抱。这可以导致三摩地。从哲学上说，这是将私我完全放弃，投入到一个至高者那里。"④总结其心法核心为：相信、专念，收敛感官，将所有的意念收回来，专注当下，处于全然放松的休闲状态。

二、瑜伽休闲实践之八支法

第一，禁制。禁制就是不杀生、不说谎、不偷盗、不纵欲、不贪婪。⑤讲述的是习练瑜伽者在社会大环境下修炼的法则，瑜伽练习会让人从身体到心性逐步发生转变，瑜伽修持者

① ［古印度］帕坦伽利：《〈瑜伽经〉直译精解》，王志成译注，四川人民出版社，2019年，第172页。
② ［古印度］帕坦伽利：《〈瑜伽经〉直译精解》，王志成译注，四川人民出版社，2019年，第192页。
③ ［印］帕坦伽利：《瑜伽经》，［印］帕拉伯瓦南达、［英］克里斯托弗·伊舍伍德注，王志成、杨柳、陈涛校，商务印书馆，2022年，第171页。
④ 王志成编著：《阿育吠陀瑜伽》（第二版），四川人民出版社，2022年，第233页。
⑤ ［古印度］帕坦伽利：《〈瑜伽经〉直译精解》，王志成译注，四川人民出版社，2019年，第144页。

首先要从心性上断除杀生、暴力的念头，从而心生慈悲，不说谎话、不造口业，不偷不盗，不纵欲，不生贪婪自私的心，遵守国家法律、社会法规，具备良好的道德品质，清净明理地生活工作。

第二，劝制。劝制就是纯净、满足、苦行、自我研习、顺从自在天。[①]这可以被理解为对瑜伽修持者的个体指导。瑜伽是自我成长的身心历程，是一项长期融入生活的休闲活动。瑜伽练习者需要身心合一地践行，用平和安定的心去觉知生命，内心不生恶念，克服生活与工作中的一切困难，从心性上坚定目标，研习瑜伽，相应"自在天"。有的人将"自在天"理解为宇宙中时时刻刻释放出的高频生命能量，就像电磁波，看不见、摸不着，却是存在的。"自在天"如同太阳一样始终发出光芒。"顺从自在天"就是将自己与高频生命能量相应合一。

第三，坐法。"坐法必须安稳自如。"[②]瑜伽练习中有很多调息法和体式，都需要以盘坐作为基础。在瑜伽中，脉轮学说是一个非常重要的学说，任何功夫的修炼都要归结到人体构造中，"印度古代经典提到人体有88000个脉轮……有7个

---

①　[古印度]帕坦伽利：《〈瑜伽经〉直译精解》，王志成译注，四川人民出版社，2019年，第149页。

②　[古印度]帕坦伽利：《〈瑜伽经〉直译精解》，王志成译注，四川人民出版社，2019年，第174页。

脉轮特别重要。……这7个特别重要的脉轮基本上沿着脊柱分布，它们对身心健康影响巨大。"①这7个脉轮的分布如《脉轮图》，按照脊柱自下而上分别是海底轮、生殖轮、脐轮、心轮、喉轮、眉心轮和顶轮，后文有详细脉轮介绍。

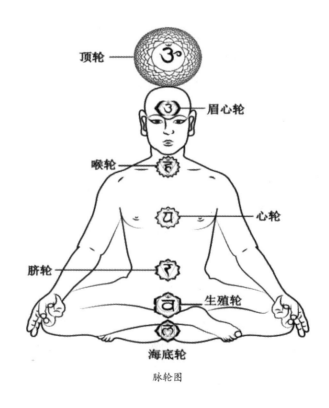

脉轮图

---

① 王志成编著：《阿育吠陀瑜伽》（第二版），四川人民出版社，2022年，第135页。

　　从生理学、解剖学来看，脊柱是人体肢干，人体五脏六腑均悬挂在脊柱上，通过肋骨、肩胛骨、肌肉将五脏六腑重重保护，人体7个重要的脉轮也在脊柱一条线上，可见脊柱在瑜伽修炼中的重要性。所有瑜伽体式的站姿、坐姿、仰卧姿势都跟脊柱相关，要求脊柱保持在直立向上的自然曲度状态，关于脊柱扭转体式只停留几个呼吸便要恢复到直立状态。人体的骨盆区域是身体的根基，是孕育生命的区域，该区域包含了海底轮、生殖轮、脐轮三大重要脉轮，同时脐轮也是道家功夫中的丹田部位，因此帕坦伽利特别强调了瑜伽练习者的坐姿"安稳自如"——任何瑜伽坐姿，必须头顶引领整个脊柱向上延展，保持脊柱的自然曲度，如此，才能达到瑜伽练习的效果。

　　"安稳自如"是在身体舒适的基础上进行的，现在很多人习练各种各样高难度和奇奇怪怪的瑜伽体式，并以此为傲。笔者也曾追求过高难度体式，后来发现过度练习瑜伽体式会给身体带来伤害，因此，特别强调在身体舒适的基础上进行练习。瑜伽大师帕坦伽利显然有先见之明，因此他没有谈论太多瑜伽体式。现在盛行的瑜伽都是体式瑜伽，甚至可以称为瑜伽体操，有些可能会带来身体伤害而不自知。耗费太多时间、精力和能量去追求高难度体式，却忘记了瑜伽的真正目标是三摩地。事实上，人们通过瑜伽经典可以知道，瑜伽功夫的核心就是打通中脉，通过呼吸控制法积蓄中脉的能量，打通脉轮，方可最终抵达三摩地境界。本书的下篇会详细讲解瑜伽的实质。

第四，调息。瑜伽练习中，调息是最重要的环节之一，也是人体与"自在天"高频能量联结的通道，没有呼吸就没有生命。人是自然界的产物，禀受天地之气而生。气是存在于人体内的至精至微的生命物质，是生命活动的物质基础。气运行不息，才能维系人体的生命进程，气聚则生，气散则死，气的运动停止，则意味着生命的终止。很多瑜伽练习者并不重视瑜伽调息法的练习，只追求瑜伽体式的练习，这是错误的观念。实际上瑜伽习练的核心在于调息，所有的瑜伽体式都是为调息"安稳自如"服务的。

调息法与人体的关系，我们可以结合瑜伽练习经验进行阐述。五脏代表五个生理功能系统，分别为心系统、肝系统、脾系统、肺系统、肾系统；六腑是胆、胃、小肠、大肠、膀胱、三焦的合称。人体之气有赖于全身各脏腑的综合作用，气起到中介作用，通过气感应传导信息。《黄帝内经》中关于人体与气的关系这样阐述："天气通于肺，地气通于嗌，风气通于肝，雷气通于心，谷气通于脾，雨气通于肾。六经为川，肠胃为海，九窍为水注之气。"[①]瑜伽调息练习可以这样理解：肺与大肠互为表里关系，肺系统主呼吸之气。鼻子是呼吸的通

---

① 《黄帝内经》，张凤娇译，北京联合出版公司，2015年，第30页。

道，与口腔连通的咽喉部位是呼吸的门户。肺部通过鼻子和咽喉部位与自然界相贯通，通过鼻子或口腔吸入清气，呼出浊气，将自然界的气不断吸入体内，同时不断呼出浊气，保证体内的代谢。肝与胆互为表里关系，肝主升发，指的是肝气向上升动、向外发散，生机勃勃，肝五行属木，通于春气，也与风气相应。春为四季之始，阳气始发，肝气升发有助于生长发育，提升五脏六腑的生气。心轮处于心系统的位置，主宰人的整个生命活动，在中医理论中，心主血，五行属火，因此通心的"雷气"也可称为阳气、火气。心与小肠通过经络构成表里关系，心脏的功能主要是将血液泵往全身组织与器官，同时将静脉血进行回收并完成物质交换，从而维持机体的正常代谢。心气推动血液运行于脉中，流注全身，循环不息，发挥营养和滋润的作用。脾与胃互为表里关系，脾胃系统共同完成对饮食水谷的消化和吸收，将水谷之精华化生为水谷之气布散于全身。肾五行属水，肾脏系统主要有调节人体水液代谢的功能，肾主要藏精气。雨水是地球生灵赖以生存的基础，"雨气"通于肾气。肾气是先天之本，可以通过瑜伽的习练，类似于道家功夫中描述的"炼精化气，炼气化神，炼神还虚"①来锻炼增强，其中的"精"是指肾气中所藏的精气。可见人体身心灵健

---

① 南怀瑾：《我说〈参同契〉》，东方出版社，2009年，第13页。

康与瑜伽调息法息息相关。

第五，制感。"制感就是让心脱离感知对象，感官也随之脱离感知对象，仿佛感官仿效心的性质。"[①]王志成教授解说为：感官内摄。从瑜伽练习的角度去理解，收敛感官的感受，不要迷恋于感官刺激带来的短暂快感，也就是尽量不要从事以答磨休闲观为主导的休闲活动来满足感官欲望。

第六，专注。瑜伽士"将心固定在某一点上。"[②]习练瑜伽者在练习瑜伽体式和调息时，都应全神贯注，将心意收回，关注当下，消除头脑中的念头，与当下的自己的练习合一。经过长时间的专注瑜伽的练习，瑜伽习练者可心意平静，训练专注力，由此提高了工作效率，也提升了精神生活品质。"专注"练习中的"一点凝视法"、瑜伽唱诵、瑜伽冥想等，都是为了训练心意的平静、专注力，从而约束心的波动。

初学者可选择瑜伽的"一点凝视法"，其具体做法为：在安全舒适的空间中，舒适盘坐，焚天然线香一支（如果没有天然线香，可以选择蜡烛代替，凝视蜡烛的火焰中心部位，但因为火焰会随时跳动，选择香的效果更好），放置在眼前，平视

---

① ［古印度］帕坦伽利：《〈瑜伽经〉直译精解》，王志成译注，四川人民出版社，2019年，第185页。

② ［古印度］帕坦伽利：《〈瑜伽经〉直译精解》，王志成译注，四川人民出版社，2019年，第192页。

与眉心平齐，距离大概1米，双眼凝视香头燃起的红色香光，保持一炷香的时间，任凭头脑的念头飞来飞去，任凭眼泪流出，始终专注眼前的香光，心意始终控制自己专注香光。初学者练习专注会很难，因为头脑的念头如同猴子一样蹦来蹦去，造成干扰，尤其是当今社会消息简讯干扰极大，因此，请练习者务必关闭手机。坚持一段时间，头脑的念头越来越少，这样才能开始有效的冥想练习。

比较有经验的瑜伽练习者，盘坐时间超过45分钟的资深练习者，可以心中专注默念"唵（Om）"，"表达自在天的词是唵（Om）。"[①]"唵（Om）"是自在天的一种表达形式，瑜伽的本意是联接，是相应，除了自己的内心与身体合一的联接之外，还要与自在天相应。

在这种瑜伽专注训练中大脑清空、心意恢复平静，从而得到非常好的放松和休闲。当今社会有很多脑力劳动者不练瑜伽体式，将瑜伽冥想和禅定作为休闲生活方式，这类休闲方式属于萨埵型休闲。

第七，冥想。"冥想是持续地认知。"[②]瑜伽冥想是一种

---

① ［古印度］帕坦伽利：《〈瑜伽经〉直译精解》，王志成译注，四川人民出版社，2019年，第51页。

② ［古印度］帕坦伽利：《〈瑜伽经〉直译精解》，王志成译注，四川人民出版社，2019年，第193页。

深度休闲体验，进入冥想状态，瑜伽练习者可以清晰地捕捉到每一个起心动念，并可以呈现出其画面。"在冥想中，似乎没有个体意识，只有对象显现，这就是三摩地。"[①]三摩地的境界，是当冥想练习足够专注，臻达一定程度，并可以与自在天合一，这时可以借助自在天的力量消除业力的痛苦和纠缠，超脱三德，达到原人和原质分离，从而体验到三摩地境界，也就是三摩地型休闲，这是恒久的极乐，这也是人类休闲的最终极目标。

第三节　瑜伽休闲的价值和意义

休闲是人的休闲。数论瑜伽哲学认为，人由原人与原质构成，原质包含三个属性，即答磨、罗阇、萨埵三德。因此，可以将人的休闲分为三种境界的休闲，即答磨型休闲、罗阇型休闲和萨埵型休闲。而最高的休闲境界则需通过瑜伽休闲实践，超越三德，达至原质与原人的分离，从而脱离痛苦和束缚，生

---

① ［古印度］帕坦伽利：《〈瑜伽经〉直译精解》，王志成译注，四川人民出版社，2019年，第195页。

命获得永恒喜乐和圆满的境界，即三摩地型休闲境界。瑜伽休闲哲学思想则可以归纳为四种境界的休闲观，即答磨型休闲观、罗阇型休闲观、萨埵型休闲观和三摩地型休闲观。这四种境界的休闲观是相互影响，相互穿插的。一个人如果已经达到了萨埵型休闲观的境界，即便是"躺平"，看似碌碌无为、有"答磨"属性，实际上他依然处于"萨埵型休闲观"的境界。"让自己向着自由迈进——无论是身体上、精神上，还是灵性上——同时，也帮助他人迈向这样的自由，此乃人类无上的荣耀。"①一个人开始通过瑜伽休闲方式来生活，可以从答磨型休闲观境界循序渐进地升级为罗阇型休闲观境界，进而可以提升到萨埵型休闲观境界，甚至最终可以臻达三摩地型休闲观境界。瑜伽休闲哲学思想的研究可以促进个人身心健康和平衡，促进人与社会的和谐，促进个人与自然的和谐。瑜伽休闲哲学思想的研究对人类文明的发展和对生命探索具有重要的现实意义和价值。

一、瑜伽休闲有助于个人身心健康和平衡

"认识你自己"是一个人必须面对的课题，来到世上，我

---

① ［印］斯瓦米·辨喜：《瑜伽：活在源头的秘义》，闻中、喻雪芳译，四川人民出版社，2021年，第50页。

们几乎不可避免地就踏上了认识你自己的漫长征途。拥有健康的身体和有趣的灵魂是人们共同的幸福追求，人们利用闲暇时间，将瑜伽作为一种休闲方式，全方位得到生命境界的提升，也就是瑜伽休闲境界的提升。日本思想家池田大作在《我的大学》（下）中如此形容生命："最崇高、最尊贵的财宝，除生命外，无他物。"①瑜伽休闲大师帕坦伽利通过《瑜伽经》告诫世人如何修行瑜伽，从而臻达三摩地型休闲境界，并具体指明了个体瑜伽休闲八支法的实践路径。正如帕坦伽利所言："……得以觉悟自我……由于满足，人获得最大快乐。"②帕坦伽利作为觉悟者，是瑜伽大师，更是休闲大师。他教导人该如何通过瑜伽休闲幸福圆满地度过一生，生命中时时刻刻都处于休闲的超然境界。帕坦伽利已经完成了生命的自我迭代，克服了业力，摆脱了束缚，见到光明，自在地活在世间，懂得生活，快乐无边。从休闲学的角度理解《瑜伽经》，可以说帕坦伽利是要引导我们获得身心灵的自由。

在任何时候人们开始瑜伽休闲，保持一颗瑜伽休闲之心，都是让生命无有恐怖地走在幸福的路上，最终获身心灵全方位

---

① ［日］池田大作：《我的大学·下卷》，铭九译，北京大学出版社，1990年，第257页。

② ［古印度］帕坦伽利：《〈瑜伽经〉直译精解》，王志成译注，四川人民出版社，2019年，第167—168页。

的健康和自由。作为休闲方式，人们在物理层面，通过瑜伽体位的练习可以获得身体健康；在心理层面，通过瑜伽调息可以调节情绪，平衡人的三德属性，约束心的波动，获得心意平静，离苦得乐；在精神层面，通过瑜伽的修持摆脱业力束缚，抵达生命的圆满，即最高的瑜伽休闲境界——三摩地型休闲境界。因此，瑜伽休闲孕育着人们健康的身体和有趣的灵魂，瑜伽休闲哲学思想对于个人身心健康和平衡具有完美的促进作用。

二、瑜伽休闲有助于人与社会的和谐

觉悟的古人们通过文字承载思想，穿越几千年告诫人们该如何管理生命中的休闲时光，才能让生命升级迭代，达至生命幸福圆满，即为瑜伽和休闲的最终目标。欲望和烦恼是躲不掉的，正如戒食者，虽是远离了物境——食物，但其味尚存，在心中仍有食物的滋味和形象。佛门经典中也有这种教诲：出世法不离世间法。有的学者认为，瑜伽是一项生命管理系统："生命的管理是生命中最为重要的大事业。毫无疑问，在东方文化尤其在印度吠陀文化中，生命的管理一直占据核心地位，是所有其他衍生的属人的事业的全部基础。"[1]如果是这样，

---

[1] 王志成：《健康的身体　有趣的灵魂》，四川人民出版社，2020年，第287页。

那么瑜伽休闲也是一项终生的事业。如今社会，在以是否拥有财富和功名利禄为成功衡量标准的重压下，争权夺利、贪婪自私者大有人在，人们用冷漠的心追逐着所谓的成功。瑜伽休闲哲学的目标是三摩地型休闲，以此为目标的人们，遵循《瑜伽经》《薄伽梵歌》教导的方式进行瑜伽休闲的修持，让人心逐渐转向善良、平静、平衡，最终获得人与社会之间和谐共处。

"《薄伽梵歌》的主要目的是帮助那些在现世社会中生活和工作并在无知的黑暗中挣扎的人们，跨过轮回的海洋，达致解脱的灵性彼岸。《薄伽梵歌》的核心教导是，人们应该通过履行自己的职责来摆脱生命的束缚并获得快乐"[1]。其蕴含的思想都是指导人们在现实生活中，履行社会职责，显然，瑜伽休闲哲学思想对于促进人与社会的和谐有积极的推动作用。

三、瑜伽休闲有助于人与自然的和谐

人类与自然和谐共处，这是人类永恒的话题。但人类为了一己私欲大肆破坏自然与环境，小到杀生，损人利己，大到破坏自然的生态环境，谋取更大的利益。《瑜伽经》瑜伽休闲八支法中的"禁制"明确了"不杀生"，很多瑜伽练习者越

---

[1] ［印］毗耶娑：《薄伽梵歌》，［美］罗摩南达·普拉萨德英译并注释，王志成、灵海汉译，汪濡审校，四川人民出版社，2015年，第9页。

来越喜好素食。素食是纯净身心的一种方式，也是一种放生的慈悲。瑜伽休闲既是一种休闲方式，也是一种思想指导。瑜伽作为一种休闲方式，让人们得到身心健康和放松，随着练习者对瑜伽探索的深入，人会逐渐达到三德的平衡，甚至是超脱三德束缚，生命的休闲境界会从答磨型休闲逐步升级为罗阇型休闲，再到萨埵型休闲，理论上最后可以臻达三摩地休闲。随着瑜伽休闲的展开，生命精进提升的过程就是休闲境界的升级，也是休闲行为的升级，更是休闲思想的升华。通过瑜伽休闲实践，原质逐渐和原人分离，其休闲行为和休闲境界也会逐步从答磨型休闲境界升级为罗阇型休闲境界，乃至萨埵型休闲境界，如此人的心意也已经发生了改变，会拥有以萨埵为属性的善良品质，这是一种生命本质的蜕变。

帕坦伽利在《瑜伽经》中教导："（一旦约束了心的波动，）见者就安住在其自身的本性中。"①开始了瑜伽修持以及在瑜伽哲学指导下工作与生活，内在的自我会自然呈现出真心本性，生命的出路，就是安住自我的本性，这和老子的"道法自然"有些类似。老子说，"人法地，地法天，天法道，道

---

① ［古印度］帕坦伽利：《〈瑜伽经〉直译精解》，王志成译注，四川人民出版社，2019年，第7页。

法自然。"①其含义为：人与自然和谐相处，人在地球上生存遵循大自然的运行规律，顺应时令和万物生长规则，尊天敬地，最终通过向自然之道学习，达到天人合一。瑜伽作为一种个人休闲生活方式，是让生命的最本真自我自然呈现，与自己和谐相处，与外界自然法则和谐相处。

综上所述，瑜伽休闲哲学思想的研究无论在瑜伽的哲学和实践领域，还是在休闲学领域都具有正面积极的影响和作用，瑜伽休闲哲学思想为人们通过休闲解决人类生命永恒喜乐作了延伸和补充探究。瑜伽休闲哲学思想的研究可以促进个人身心健康和平衡，促进人与社会的和谐，促进个人与自然的和谐。

---

① （魏）王弼注：《老子道德经注》卷二五，楼宇烈校释，中华书局，2011年，第66页。

实践篇

下篇 Part Two

第四章

瑜伽休闲之相应

　　上篇从理论上阐述了答磨型休闲、罗阇型休闲、萨埵型休闲、三摩地型休闲的理论和方式。下篇阐述通过实践使生命的休闲境界升级，即从行为上改变休闲方式，从而影响生命境界。瑜伽休闲的目的，是通过瑜伽休闲的实践以获得更好的生命表现形式。

　　瑜伽，吠檀多的解释是：联结、合一。按照瑜伽学的观点，其含义是"相应"，与内在的心灵相应，与天相应，与宇宙相应，就是瑜伽。瑜伽是几千年来印度人所遵从的一套相应的方法、法则，其包含坐姿、神态、调息、冥想、唱诵、手印等。吠陀哲学认为宇宙有三种力量，即能量、光和物质，其中能量是生命之源，是最强大的力量，光是心意的源头，物质是身体的基础。人每天都在消耗能量，能量有等级之分，能量越高，人的身体素质、生活水平综合等级越高。

能量摄取的五大源头：一是先天基因遗传获得的先天能量；二是后天食物获得的能量，来自动植物；三是来自水的能量，水滋养万物；四是来自阳光、月亮和星星的宇宙光能；五是通过呼吸和睡眠、调息法、冥想等获取的生命能量，呼吸除了获得氧气之外，还有精微的普拉那能量，即高频宇宙能量。生命能量与人的体能是两回事，与人的功能或特异功能也是两回事。人的体能是靠锻炼身体，如体育活动等得以提升的。人的功能如气功、特异功能、气功治病，等等，其所消耗的不是体能，而是生命能量。人的体能随身死而耗尽，人的思想、思维、意识、潜意识也随身体而亡。生命能量由光、音、色三种能量组成，生命能量的大小与体育、武术等无关，它依靠修行、修持的方式而提高。瑜伽的修炼不仅可以提升体能，还可以提升生命能量，随着练习的深入，让身心灵趋于健康平衡的自然状态。瑜伽休闲的实践更侧重于提升生命能量，而非人体体能。

接下来讲述通过瑜伽休闲提升生命能量的实践方法。具体采用拥有几千年历史的瑜伽芳香疗法，不讲配香、制香的工艺和香方等有关香疗医学理论，而以哲学和实践为主，分享给读者简单、易行、高效的瑜伽休闲方法，让读者沐浴在自然香气、浸泡在舒缓的冥想音乐中，释放和疗愈身心灵，躺、睡、呼吸、放松、享受，便获得生命能量的提升，达到身心灵合一的瑜伽妙境。开启阅读时，请您给自己独处的空间和时间，开始7次自然的深呼吸，放下手机，放松身体，以最喜欢的姿势读书，清空头脑里所有的杂念，放空心灵，轻松自在地开启一场身心灵瑜伽休闲之旅。

第一节 芳香疗法

芳香疗法有数千年历史，源自中国、印度、埃及、希腊、罗马等，主要用途：宗教仪式、香药治病、化妆品、香水、食物加工、按摩等。芳香疗法已经在全世界广泛传播，目前流行的香道流派有：中华香道、印度香道、阿拉伯香道、日本香道。

运用香料进行瑜伽练习，包含瑜伽练功用香的原理和功法，可在轻松缥缈中抵达瑜伽圣境，赋予生命芬芳喜乐之境。

芳香疗法指以医药理论为基础，借助芳香物质所特有的生理和心理方面的治疗功效，将芳香药物通过按摩、外敷、艾灸、熏香、内服等方式作用于局部或全身，以预防、治疗或康复疾病的一种传统自然疗法。芳香疗法常用香品有：芳香精油、线香、盘香、香粉、香珠、香膏、香丸、香牌、香囊、香枕等。

香疗所使用的香品香料，有除污避秽和祛邪扶正功能，可提高机体的抗邪能力，有效防止外邪的侵袭，从而起到预防疾病的作用。香疗尤其在防御疫病流行方面具有重要作用，如用丁香、花椒预防感冒，用艾叶可以散寒止痛，川芎配薄荷叶、荆芥、白芷可以调理偏头痛、鼻塞，姜黄配当归、木香可以调理心痛等，都是用之有效、简便易行的方法。

精油是从中药或植物的花、叶、茎、根、果实中，通过蒸气蒸馏法、压榨法、冷浸法或溶剂提取法等提炼萃取出的液态挥发性芳香物质。其散发的特殊气味经嗅觉影响大脑神经系统，在体内通过经络传输、气血运作，起预防与治疗的效用。精油分为单方精油、复方精油。单方精油因植物萃取率较低，所以成本极高，售价通常也很高，而且单方精油的纯度比较高，除了薰衣草精油、茶树精油等可以直接使用，大多数单方精油不能直接使用，直接使用会灼伤皮肤。需要经过杏仁油、霍霍巴油等基础油稀释才能使用，经过基础油稀释后的精油称为复方精油。建议使用纯天然的精油，化学合成精油无论是从嗅觉还是触觉都对人体有危害，长期使用会使身体、骨骼和心灵都逐渐变得越来越硬，违背了养生防病、治病的初衷。

香道用香主要指可燃香，根据形态分为：线香、盘香、竹签香、塔香、篆香粉等。在印度，开始练习前，瑜伽行者们先焚香礼敬神明，然后才开始瑜伽的练习，静坐冥想时更会焚香。大型聚会或者课程开始之前会焚大量的香以扬升场能，聚会或课程结束也会焚香清场。

焚香，可以帮助人们更快进入练功状态，实现瑜伽效果。狭义上的瑜伽香疗指阿育吠陀香疗，根据五大元素配置用香，以调节三德平衡为主。广义上则是使用瑜伽专用香，融合了中华香道、中医学香疗、阿育吠陀香疗、印度香道、阿拉伯香道、日本香道等用香精华。

本书涉及的瑜伽香品专指香疗用香，而非普通纯植物香或者是化学香。香疗用香均采用纯天然香药材，根据医学原理配置而成，是一种纯阳的、达到量子级别的高频生命能量。

香疗用香，是超级"杀毒软件"，可以清理净化空气，扬升空间场能。排除人体毒素，人体受到芳香植物的药物分子——"气"的影响和调节，"气"经呼吸从鼻孔、皮肤、毛发等进入人体，通经入脉，作用于人体，调节生理平衡，通过呼吸作用，吸入清气，呼出浊气，排出体内的浊气、毒气、废气等。配合瑜伽调息法香疗效果更佳。

香疗用香，是超级"营养大餐"：芳香之气（含调理信息的香料分子）被人体之气载体（生理学称受体）特异性识别结合（感应），调理信息传导至内脏，经过气血运作，为身体五脏六腑带来营养补给，调节机体的生理活动。香气是以经络为传输通道，传输香料的有效成分，调节、疏通、平衡疾病所在器官组织的生命活动。在阿育吠陀香疗中，香气作用在调息、瑜伽、冥想过程中，帮助打通三脉七轮，调节身体的三德平衡，提升生命能量，获得身心灵大健康。

我们把香疗专用香称为瑜伽专用香。它结合了中医香疗理论和阿育吠陀香疗理论，采用天然草药精华，由专门的瑜伽大修行者和香学专家团队，按照传统工艺专为瑜伽修炼制作。实验表明脉轮香可分解有害气体的分子结构，特别是去除新装修室内空气中的甲醛、苯、甲苯、二甲苯、三氯酸酯等有害气体，是环保健康的净化空气的佳品。室内空气与人体健康息息相关，瑜伽修炼更需在清洁的高频能量环境中进行，以便静心专注，迅速进入身心合一的瑜伽状态。香疗专用香的功能为：净化空气，净化暗物质，消毒杀，祛污避晦，祛邪扶正，提升专注力，有助于增强脉轮能量，净化心灵，练功时燃香有助于打通三脉七轮，提升灵性，增加生命能量等。

中华香道将人的品格比喻成香，如"香草美人"形容人的品德高尚。"如染香人，身有香气，此则名曰香光庄严。"从灵性的视角来看，香是精神的家园，犹如灯塔照亮回家的路，指引众生、众灵心灵回归合一，这跟瑜伽的目标是相契合的。真正的幸福之路，从健康开始好好爱自己，从懂得呼吸之间的微妙开始精进、调整自己，从向外求索转为向内探索，从燃一炷香打开向内探索的通向幸福圆满的心门。

第二节　《薄伽梵歌》——相应瑜伽之主

闻名于世的《摩诃婆罗多》中的《薄伽梵歌》是瑜伽的总持，因为其内容比较深奥，人们往往比较生疏。《薄伽梵歌》直截了当地告示人类，若要回归应如何修持瑜伽之法。它告诫道：最重要的是虔信、虔信、还是虔信，否则一切功法都无用。现代人不注意首先解决这个"信"字，而贪求功法、功能。只会事倍而功无，求之而不得。

《薄伽梵歌》是一部关于瑜伽功理、功法的书，它是古印度瑜伽的起源之一。

《薄伽梵歌》也被视为一部神学书，其内容是神的启示和神授的功理、功法。"薄伽梵"是指印度民族从太古、远古、古代、近代到现代，人们心目中所崇敬的第一大神，即克利希那。薄伽梵是神位的称号，薄伽梵一语在梵文中意为世尊，无上大神，是指具足巨大能量的大神。

在佛经中，有时也称释迦牟尼为薄伽梵。但在《薄伽梵歌》中的薄伽梵，专指克利希那。在佛门密宗中，将其称为战神大黑天。在印度教系统中，克利希那是毗湿奴的一个化身，深受印度人的爱戴。

一、瑜伽心法——心心相应

《薄伽梵歌》告诉人们，行为的准则是按天意去行动，与天相应就无所谓生，无所谓死。《薄伽梵歌》开示了修炼瑜伽的关键，认为灵魂是不生不灭的，形体是有生有灭的，瑜伽是相应，相应是与天相应，而不是与人相应，是应天德而不是应人德。

克利希那告诉阿周那：有为而无所求是关键的关键。这是瑜伽功法与各种宗教修持法的根本区别。克利希那认为：凡人生在凡世，一味追求无为是不现实的。凡世之所以是凡世，与大自在天的区别就在于有为。没有有为，凡人及凡世就不可能生存和存在。这并不是天尊定的规矩，而是先祖开创凡人、凡世时，用的就是有为。

欲望和烦恼是躲不掉的，正如戒食者，虽是远离了物境——食物，但其味尚存，在心中仍有食物的滋味和形象。这就是小隐隐于山，大隐隐于市。

中国的修行学也有如此观点：小隐于山，大隐于市。佛门经典中也有这种教诲：出世法不离世间法。虽有为，但不去追求有为的结果。即，尽管去奋斗，不思其成败，对双昧（如成与败，好与坏，得与失，等等）同等看待。若能修到如此，就是有为中的无为。

所谓双昧心、分别心，正是修持者练功入定时最难克制的识心、神识，又称为后天意识。但修行又必须是后天意识的有为行。

祭祀活动其深意在相应，通过祭祀活动，而进入心相应的境地，即人心与克利希那相应。而只有实现心心相应、相印，才可获得加持。相应的关键、诀窍就是虔诚。焚香礼神，敬拜克利希那，这是古瑜伽修炼的前提，不接通关系难以修成更高的瑜伽境界。

瑜伽休闲旨在让现代人获得实修的效果，必须了知修持的方法，否则就会流于盲修瞎练。在瑜伽休闲修持的方法上，是功与德以及性与命的修持。

在瑜伽休闲中，功德，性命有区别。功，有两层含意，其一是指贡献、成就；其二是指功能，在修行界主要指功能，包含了性功和命功。德的含义可理解为品德、道德。在医学界指医德，武术界指武德，在社会上是指人德，等等。对于瑜伽学而言，此德为道德。道德的原意是指天德，但如今在人们的观念中，道德包含天德与人德，而且偏重人德方面。

瑜伽学中的人德就是八支瑜伽中的禁制（yama）、劝制（niyama）。禁制运用于社会层面，劝制侧重于个人层面。"禁制包含五条戒律：不杀生（ahimsa，不伤害，非暴力）、不说谎（satya）、不偷盗（asteya）、不纵欲（brahmacarya）和不贪婪（aparigrahah）。"①劝制的五条戒律分别是："纯净（shaucha）、满足（santosha）、苦行（tapas）、研读（svadhyaya）和敬神（Ishvara pranidhana）。"②帕坦伽利在《瑜伽经》中把"禁制"和"劝制"作为第一支和第二支，强调瑜伽修持的根基是遵守个人行为准则和社会行为准则，也就是说遵守人德，这是瑜伽修持的根基，也是瑜伽休闲的基础。

什么是天德呢？按照瑜伽的观点，所谓天德就是相应，与天相应、与宇宙相应就是天德，就是瑜伽。《薄伽梵歌》反映天德及天功的总持，从中可以体味数千年来，古印度人所遵从的天德，其中也包含了天功。歌中所涉及的功理和功法原则是相应天德，性命双修。

功德中的"功"，原意指天功，并不是指人功。贡献、成

---

① 王志成：《阿育吠陀瑜伽》（第二版），四川人民出版社，2022年，第209页。
② 王志成：《阿育吠陀瑜伽》（第二版），四川人民出版社，2022年，第221页。

就是对天而言，并非人世间的贡献与成就。人世间的贡献与成就有时与天一致，有时并不一致。功的第二层含意是指性功和命功。那么何谓性功？何谓命功？此问题已经研讨多年，像是已经讨论明白了，其实仍然混淆不清。

性与命是对人的大灵而言，即对生命本质——生命的光、音、色能量体而言。《薄伽梵歌》中提及的"大灵"是什么？歌中曰：我是众生的生命。即指从宙心漂流而来的生命原质，这也是生命的本质。人体心中的大灵就是人的生命本质灵魂，准确的叫法是"灵光"，它是一种隐态的冷光体，是生命的光、音、色能量团，而非物质世界的光、音、色，它是肉眼不可见的。大灵，是宙心之灵石，万物的初始，万物均是由它提供能量，故灵是万物之天，是万物的主宰。大灵是生命本质，即生命光音色能量体，表"性"，为灵性，为"乾"，它来自自在天。它的特征是纯阳刚健，表现无为空静，如如不动。

什么是命？即，识神，表"命"，为"坤"，为后天生命之命体，表生命的载体及后天功能。其特征是纯阴，柔顺，适应性强，表现有为、造业、实、动、生生不息，是孕育万物之母，万物皆由坤体繁衍、滋生。性命相和，即灵性与命体相和则万物生成。天地间的万物都是性与命的结合体。性为初始，命为生成。灵性应为主，识神应为次，这是修行瑜伽最基本的原则。性是命之性，是宇宙的自然属性。命是性之命，是坤的实相体。形成生命体之后，大灵将生命能量储存于人体中脉的六脉轮，即海底轮、生殖轮、脐轮、心轮、喉轮、眉间轮。因此，瑜伽休闲的功法核心是修中脉，提升生命能量，这也是瑜伽功法的实质。只是现代瑜伽基于商业运作，大多没有传承，重点关注打造形体美，殊不知真正的瑜伽传承是为了修炼中脉。这没有对错，都是个人的选择和认知。

二、世间法与出世间法

世间功法不外世间法与出世间法，世间法的修行是为了防病、治病、延年益寿，或是为了产生功能，小有神通应用于世间，人们在没有高能量时，希望得到高能量。帕坦伽利用《瑜伽经》告诫世人获得生命圆满的路径。瑜伽休闲在于分享如何运用瑜伽在生命休闲时光中提升生命的能量，获得更高的生命境界，而并不在于出不出世。出世与不出世都无所谓，都是造化，无所谓好与坏，无所谓成与败。明确自己的人生目标，享受生命的体验和过程，如《薄伽梵歌》中所言，人生在世就是有为，拥有大无畏的乐观主义精神。

出世间法有一个共同的特点，皆为中道修行，即只在中脉上用功夫，瑜伽中所有的体位法都是左右平衡的体式，每个体式都要求脊柱挺直，中脉要直，扩宽通顺。《薄伽梵歌》中的功法是出世间法，本质上是生命能量转换的功理和功法。

生命本质的能量转换，实质就是瑜伽之所以能立足的基础。任何修行训练不外是聚精、补气、养神，故而能防病、祛病、延年益寿。

所谓本能，就是灵所具有的能量。神能量反映在人的思维能力、意识、潜意识以及深层潜意识等方面，故神足而识盛。气能量表现在人的性格、气质、风度、气魄等方面。神足气足，可谓神气十足。

精能量表现在人的体魄精力、持久性和繁衍性上。精足神足，谓之精神饱满；精足气足谓之气血方刚；精亏气亏，谓之气血两亏；精气神皆亏，则人萎靡不振。《薄伽梵歌》讲述，大灵投体之后，几乎把全部能量都转换成神、气、精三种能量，大灵回归，则能量要转变为光，即生命之光、灵光。以便在灵离体时，有足够的浮游能量。人的这种本能是可以互相转换的，正如《瑜伽经》中说："生命形态的转变，是由于本性的流入。"[①]精亏则气神去补，精损则气败、神昏、灵伤，暗淡无光，人表现不出灵性。气伤，则精衰神丧。用脑过度则伤神，表现出精力不足，气志衰落。

大多数人都有个错觉，误以为精气神中的神是生命的本

---

① ［印］帕坦伽利：《瑜伽经》，［印］帕拉伯瓦南达，［英］克里斯托弗·伊舍伍德注，王志成、杨柳、陈涛校，商务印书馆，2022年，第182页。

质，其实不然，神仅是生命之光分离出去的神识，是一种能量，它表现在人的意识上。当人死亡时，精、气、神皆随人体而亡，怏怏而去的仅是能量皆失的一点灵光。

人的神识具有很多功能，思维、意识、潜意识仅仅是它一个方面的内容。神识可以离体漂游，你想到哪儿了，它就已经飘到哪儿了。据记载，《薄伽梵歌》的原型是由具有天眼功能的车夫用天眼监测、扫描着俱卢之野的战场，并及时把两军的战况禀报持国大君。

所谓念力、心力，一般都是指神识的活动能力，人的特异功能也是神识的作为。当然，有些事属于附体或其他生灵的所为。神识是高级于精能、气能的一种能量，具有一定的独立性。大灵投体后，灵就处于休眠状态，而把一切指挥权交给了神识，甚至使神识产生了误解，自以为它就是身体的主人。

如果把身体比喻为一所大房子，灵是主人，但在地下室长眠不醒。神识是大管家，它主宰大房子的一切，而且还给地下室的门加了一把锁。瑜伽修持中最难的环节，就是如何打开这把锁，唤醒灵。而其关键就在于，瑜伽修持者能否控制住神识，停止它的工作。停止神识活动，唤醒灵，通常是采用打坐入静、入定的方式。

道家常说"元神""分神"，有些人误以为元神就是生命的本质，实际上元神、分神都是神识的映现，是属于精神的高级活动。但是人之大灵并未动，如如不动。如若它一走，在医学上就称之为死亡，瑜伽学称之为下地狱或涅槃，道学称之为升天或入地。

人的神识可分为很多层次，比如显意识、梦识、潜意识、深层潜意识、超深层潜意识等。修行开发人体的智能，主要针对深层以下的潜意识而言，实质仍属神识的范畴。

修行界往往把炼精化气名之为命功，把练气化神名之为性功。但是，从上述分析看，这些皆属于命功，皆是有为法，皆是为后天生命服务的。

那么什么是性功呢？不少人把性功理解为修心、修德，前面已经讲过，德与功是两个不同的概念，性功仍属于功，而不属于德。道家的炼神还虚，这一步才属于性功。性功就是把精、气、神三种能量转换成灵光。瑜伽休闲后文中涉及的瑜伽观香，就属于性功。

《薄伽梵歌》所涉及的瑜伽功理表示，生命本质是如如不动的，是无为的，它不介入后天生命的一切活动，而功态中的元神，仅仅是它释放出去的能量。

瑜伽休闲中涉及的所有瑜伽功法，其诀窍是与天、宇宙相应。所谓相应就是与宇宙多层次的时空相应，与多层次的生命现象相应。越是上乘的功法，其内容越简单，但其对相应的要求就越是突出重要，在传统上又将此称为"天人合一"，瑜伽中称为"梵我一如"。

天人合一、梵我一如、相应，有一套相应的方法、法则，其包括身姿、神态、唱诵和手印。最重要的是心心相应，即你的心与宇宙之心相应。

古人从自证中得来大智慧、大功能。即一切所得的知和识，都是立足于人。只有通过内证、用内求法了解人的生命本质，掌握生命本质的智慧，再去观察宇宙万物，才能通达无碍。

瑜伽休闲中功法的目的在于提高生命能量，在于把精气神转化为光。但是，生命能量有等级之分，人自身的全部生命能量有极限值，在此书中不展开叙述。提高生命能量等级，主要靠宇宙能量的加持。瑜伽学中强调梵我一如，就是指你要与高能量生命体相应或合一，以取得它的加持。

《薄伽梵歌》的精神是一种大无畏精神，歌中告诫人们，在命运面前要无所畏惧，而只有把一切真正能同等看待的人，才是真正的瑜伽行者。

宇宙总是默默无闻按照自己的规律运行着，它创造万有万物，却从不干预，从不过问万有万物的活动，它仅是展现一种宏观的宇宙规律。至于万有、万物，是顺、是逆，从不过问，任其自由碰撞。但冥冥之中总有一种宇宙的基本法则，即因果律，无时无刻不对万有的一切行为发生着作用。

恩格斯的《自然辩证法》指出：太阳能量耗尽，两极的冰向赤道蔓延，人们挤在赤道上抢着燃料取暖，最后，一个冰冷的地球，围绕着一个冰冷的太阳旋转，最后相撞，太阳系毁灭。恩格斯的这段描述正是佛学里讲的中劫期，银河系要发生的情况。但不必担心，瑜伽修持者只管去修炼，应如《薄伽梵歌》所言，无所畏惧，一切同等看，要一体同观。

第三节　焚香效应

人们相互之间通信，使用信封和信纸。

信封和信纸本身并不能通信，它们仅仅是通信的一种形式，而借用信封和信纸所传达的你的心思才是信。信封、信纸、文字是"心思信"的载体。

无与有之间互通信，这个信是"心思"，但载体不是信封、信纸和文字。载体是焚香。

人在平素时，心思杂乱、飘忽不定。而焚香之举正是盥而不荐，心思专注。古代焚香时，要一直默默在香前注视着香飘，倾注着心思。是故，焚香使得心思专注、定向，而正是由于定向化了的心思，成就了心相应，产生了人的天生灵感应。本书把它称为"焚香效应"。

　　然而，不使用焚香形式，照样可以形成无有之间互相通信，达到人天感应。这也就是瑜伽的相应，梵我一如，与宇宙相应，也就是天人合一。

　　但是，人很难把心思定向，它总是飘忽不定。是故，成就无有之间通信就十分困难。犹如你无法把你的心思直接感应给万里、千里之外的朋友，而不得不借助一定的载体形式——手机、互联网、写信等。焚香就是十分方便的通信形式，它凝聚了你的心思，并带走它，传递心思。

　　瑜伽初学者都是从瑜伽体式的练习开始进入，练习瑜伽体式是为了更好的坐姿，为冥想做准备。没有经过瑜伽训练或者专注力训练的人心思很难聚焦，难以专注，心猿意马，坐立难安，你想到哪里，心思就已经飘到哪里了。瑜伽观香有助于心思专注力的训练，下文详细阐述。

微信扫码
· 瑜伽云音坊
· 瑜伽哲学区
· 瑜伽交流中心

第五章

瑜伽观香

瑜伽，意思是相应、联结、合一，身心灵的合一，是天人合一，是梵我一如，其离不开心念。瑜伽的本质是为了身心灵的合一。瑜伽是一种集生理学、科学、哲学为一体的实践活动，《瑜伽经》为人们实现三摩地，抵达三摩地型休闲境界指明了道路。

瑜伽观香，在古瑜伽学中称为"一点凝视法"，眼睛凝视一个物体或符号（比如：香光、烛光、旭日、夕阳、满月、一颗星星、一棵树、一朵花、一片绿叶、水晶球、唵等），收敛感官，注意力集中凝视目标，此为一种清洁法，也是一种冥想技巧。传统瑜伽士把焚香作为一点凝视法的目标，称之为"瑜伽观香"。瑜伽观香有助于快速静心、入定、专注、生慧，达到瑜伽的最高目标。

第一节　瑜伽观香机理

瑜伽功法中的观香，实质就是成就无有之间的通信，产生人天感应，产生焚香效应。信是敲门砖，敲开宇宙沟通的大门之后，观！观光，观景，观情。而光、景、情，又是三个不同的层次。

观香中，观见的各色光团，可能会出现虚空映像，即抓不着、摸不着的"物质"，这种"映像"在这里称为"音能量"。比如，平时一个人专注地想事情，思维，尤其是形象思维时，人体就会释放音能量，会形成一系列音能量的虚空映像并释放出去。而这些映像，则依附于时间，飘向过去时空。音能量映像的飘移是波状的。人体对外释放的映像，总是一波未平，一波又起。就是睡觉时，也总是释放梦像波。观香的时候，当你无意识地专注时，可以"接收到"虚空映像。

独立的光能，可以瞬间转为音能成像，也可以瞬间收回音像成光，一闪即逝。

你一动念，似乎是干扰它了，惊动它了。则瞬间消像成光而逝去。故知，观香中，不动心念，若有若无，轻轻松松，是得像的关键。犹如你坐在小板凳上，旁边有只飞来觅食的小鸟。你只略略一动，它立时飞去。

保持瑜伽打坐的姿势，意守身上某一点，比如脐轮，是把人封闭成一个小系统，而不是开放式的天地人相和合的宇宙大系统。打坐时，感受自己融于宇宙天地之中，而不应自我封闭。行瑜伽观香时，身心要全然放松，抛开所有的外界干扰，将自己融于宇宙天地，感受梵我一如、天人合一。

瑜伽观香以连续49天为一个阶段，根据自己的状态进行调整，切莫急于求成。可制作一张表，记录瑜伽观香49天的感受，每一次练功都可以记录功态的感受，有助于日后分享，或自我了解进度。

但对于有些人，不必非要在练习瑜伽体式后才加行瑜伽观香。任何人都可以从零开始学习瑜伽观香。初级学者行功49日之后，在自己的心能静、能定后，再进行中高阶段练习。

一、结构决定功能

为什么要规范坐姿，而不是持随意的坐法呢？因为结构决定功能。身体保持在某种体位下就是保持了一种身体结构，而身体结构决定该体位法给身体带来的功效。练习者在一定的时间内保持特定的瑜伽坐姿，就是保持身体内在结构与外在宇宙产生特定功能的连接，通过呼吸与宇宙能量进行沟通、通信、交流、传递能量，这些特定的瑜伽坐姿都有各自特定的功能，可以开启与宇宙能量互换信息的通道，通向更高意识和更高维度的智慧。古老的瑜伽士们通过瑜伽的习练经验传播生命智慧，为人类探索身体、呼吸、心理、意识、心灵、灵性等多层面提供了坚实的理论和实践基础。

瑜伽观香需要在特定的瑜伽坐姿下配合特定的瑜伽手印进行练习。不同瑜伽手印的结构决定其功能的差异，手指是人体上肢的末端，指尖是经脉起始、交接、交汇之所。手指对应有六条经络运行，具体为：肺经、大肠经、心包经、三焦经、心经和小肠经。其中，肺经止于拇指少商穴；大肠经起始于食指商阳穴；心包经止于中指中冲穴；三焦经起始于无名指关冲穴；心经止于小指少冲穴；小肠经起始于小指少泽穴。左右手指按照特定的方法触碰联结在一起，让左右身体经络接通形成循环，身体的能量在指尖接通、流动、循环。

二、禅定

现代人都太忙，思想难以集中，大脑思绪太多，逐渐丧失本有的自然感知力，难以静心去感受瑜伽手印、瑜伽体式给身体带来的气感和精微的生命能量。瑜伽观香的做法非常简单，请大家放松心态，跟随解说循序渐进地进行练习，一定能让身体和精神都逐渐处于健康、稳定、平静和舒适的状态。

"知止而后有定，定而后能静，静而后能安，安而后能虑，虑而后能得。"（儒家经典著作《礼记·大学》），定极生慧，瑜伽观香训练就是使你的眼睛逐步看到成像。故知，瑜伽观香训练是个长期的训练。通过不厌其烦地日积月累，一年又一年，逐步使图像水平、层次提高。这个练习是无止境的，它的极点就是入定，即为"禅定"。

生命能量不足导致不能久坐，思想不聚集，不专注，因此练习瑜伽体位法、瑜伽调息法对于初学者更专注、禅定也是有必要的。

行瑜伽观香时，最好是跟随录音进行，可以防止瑜伽观香时心思飘忽不定。尤其是对于初学瑜伽的人，更显必要。因为初学者对应的能量层级偏低，无法心思专注，很难达到相应的放松效果，有录音导引，效果更佳。推荐使用瑜伽脉轮导引词，附有详细内容。（本书配有录音，扫码即可收听）瑜伽导师教学瑜伽观香可以自己配音乐进行导引。

※瑜伽脉轮导引词

点燃一柱瑜伽脉轮养生香，放下一切烦恼、忧郁、牵挂，您可以躺着，也可以以您觉得舒适的坐姿坐着，眼微闭，舌微翘，齿微合，关闭外面的世界，全身心进入自己的内在世界，内无身心，外无世界，内不生妄想，外不着诸相。把所有的力量都放下，放松，放静，放空，放无，放到身体和心理的力量在渐渐消失，消失到一点力量也没有了，再放，再放，放到和宇宙融为一体，其大无外，其小无内，打开头顶顶轮，双手劳宫穴，脚底涌泉穴，打开天、地、人三筋，左脉、右脉、中脉高速旋转，中脉通天彻地，七轮旋转。会阴处的海底轮绽放着四朵花瓣的红色莲花，脊柱底端骶骨处的生殖轮绽放着六朵花瓣的橙色莲花，肚脐处的脐轮绽放着十朵花瓣的黄色莲花，心脏部位的心轮绽放着十二朵花瓣的绿色莲花，喉咙处的喉轮开出十六朵花瓣的蓝色莲花，眉心之上的眉间轮开出两朵花瓣的靛蓝色莲花，头顶百会穴的顶轮绽放着无限花瓣的紫色莲花，莲花沿着脊柱中央无限地盛开、绽放。

瑜伽脉轮养生香化成宇宙光能，源源不断，进入身心灵，化解一切瘀阻，全身热血沸腾，一热化百瘀，一通百通，百脉皆通，通天彻地，一通到底，一切病毒病气，当下从涌泉穴，排入地下，无影无踪，形走意在，完好如初，永远巩固。

身体化作一缕瑜伽脉轮养生清香，脱离地球引力，飘然而起，越过高楼大厦，穿越云层，进入时空隧道，转换频道，进入更高维度空间，浩瀚的银河，无限的宇宙，我变成一团能量，一个发光体，一个光波，瞬间抵达宇宙之心。无所不能，无所不在，无所不知，无所不至，无所不通，身体的每一个细胞，都闪闪发光，温暖涌遍周身，血液如同黄河、长江般汹涌澎湃，波涛起伏，四通八达。瑜伽脉轮养生香的热能透到我多余的脂肪里面，脂肪开始一层一层地化，再化、再化……化成水，化成气，源源不断地从大腿流到小腿，最后从涌泉穴排出体外。

任脉、督脉、冲脉、带脉、左脉、右脉、中脉一通百通，百脉全通，通天彻地。体内开始再生新生细胞，新鲜的细胞不断活化、再生，越来越多，越流越快，迅速充满身体，直到身体平衡。身体从现在开始越来越匀称，越来越完美，越来越修长，我的身体本来就是健康无恙的，我的心充满了瑜伽脉轮养生清香，沁人心脾，我的心在笑，血液在歌唱，翩翩起舞，婀娜多姿，越来越活跃，越来越温馨，释放了所有的消极，释放了负面能量、释放了疾病，真我在清扫自己生理和心灵的垃圾，不断去伪存真，直到一尘不染。

我是一个清澈的透明体，身体所有的僵硬、不灵活正在彻底释放，我只感觉喜乐，当我的内在压力消失以后，我看见自己，在一望无际的大草原上自由自在地奔跑，在蓝天白云下尽情欣赏大自然的天籁之音，在无尽的海岸沙滩上，留下一串串足迹。我的身体健康、修长完美，充满活力，正心、正念、正思维、正能量，空寂灵知，明心见性，把光收回，纳于脐轮。

我的身心灵，充满宇宙真爱，充满宇宙无量光，充满宇宙正能量，充满无上瑜伽智慧，充满道德法喜，法力无边。万籁俱寂，心如止水，如如不动，清静无为，智慧如海，人生一切尽在美好之中。

第二节 瑜伽观香的要求和练习

一、瑜伽观香要求

1. 瑜伽观香注意事项

第一，不要戴隐形眼镜练习。

第二，初学者在播放《瑜伽脉轮导引》录音时练习为佳。

第三，旁边准备纸巾擦眼泪。

第四，练习时保持放松，尽量不要眨眼睛。

第五，每一轮观香时，待眼泪流出后闭上眼睛，持续对内在的香光作为专注目标，当目标消失后，可睁眼进行下一轮的观香。如果开始练习者没有眼泪出现，可在眼睛产生微酸感觉时闭上眼睛。

第六，如果有眼泪流出，不要用手揉碰眼睛，让其自然流淌。

第七，关闭手机，以免磁场干扰练习的效果。

第八，瑜伽观香注意保暖，以免感冒。

第九，注意用香务必选用瑜伽专用香，不能用化学香，以免邪气入侵。

瑜伽观香时，焚香一支，或三支、九支，可同时练习瑜伽调息法。调动能量，然后打坐观香。读者可以参考王志成教授的《调息法70种》，根据自己的身体需求来选择练习何种瑜伽调息法。本书中的脉轮调息法，适用于所有人。

如若感到能量尚不具足，则加行脉轮调息法。

如若因长期打坐身体虚弱，早上加行瑜伽拜日式。

如若后天意识过强，意马心猿，则加行"唵"语音唱诵。

如果你受益了，想单独把这个方法教授给别人，不是不可以，但在效果上，远没有看完书中解说，看到这里再练为佳，这也叫火候。所有的功法都是要自己内化成实修实练和实证实感，本书配瑜伽观香记录表，请练习者记录练习的感受，每一个阶段的练习都有不同的感受，请读者务必详细记录下来，助力自我生命的成长。

2. 瑜伽观香场地

有条件的情况下，最好在一个独立的空间，保持空间的清洁与宁静，让它成为一个圣洁的静心处所，清晨、傍晚或处于该场所时都要焚香，用于清洁和净化空间，营造一种和谐与静谧的气氛，选用香疗专用香、瑜伽专用香有助于提高空间能量场的频率，有助于养生。一个寂静、熟悉、安定、洁净的处所，能让你的心灵放松、自然净化，适宜的房间温度，这些环境都是思想放松和专注所必需的。正如盐溶于水，平静的思想在瑜伽观香之中，自然融于静寂的环境之中。

3. 瑜伽观香时间

在全部黑暗的环境中，最好是在天黑后或夜深人静时练习，整个外部世界都安静下来。练习时间45~60分钟为佳（燃一炷瑜伽养生香的时间）。

瑜伽观香训练尽可能时间长一些，越是基础训练，时间就越应加长。否则难以进行更高级的练习。第一期可行21天。以后，再以7天为一期训练七期。每一期中间可以休息停观。一般要训练49天，请瑜伽修持者们详情记录练功后的感受。这一步完成之后，为将来更高级的练习打基础。

二、瑜伽观香练习

1. 瑜伽观香手印

薄伽梵手印：双手大拇指指腹相触联结，双手食指指腹

相触联结，双手中指和中指交叉联接，双手无名指和无名指交
叉联结，双手小手指指腹相触联
结，形成双手构成的结印。

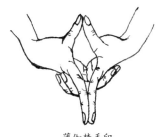

苏磨手印：左右手的大拇
指与食指分别指腹轻触，其余中
指、无名指、小手指三指自然
伸直，形成OK的手形（智慧手
印）。双手交合，双手大拇指和

薄伽梵手印

食指形成的圆形指环打开互相锁住，其余三指交叉。

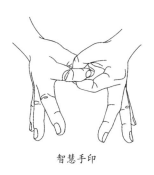

智慧手印

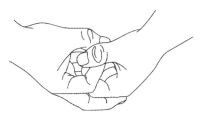

苏磨手印

2.瑜伽观香的坐姿

以下推荐几种简易舒适的常用瑜伽坐姿供大家选择。

（1）端坐

端坐适合每一个人，王阳明喜欢端坐禅定，因此又称为：
"王阳明端坐"。

方法：

第一，坐骨坐在椅子上，椅子的高度可以刚好让双大腿和小腿呈90度直角。

第二，脊柱向上挺拔，背部不要靠在椅背上，双肩放松。

第三，双手臂自然放松，双手手掌掌心向上放在双腿上，接引能量。

第四，先用口呼气，再用鼻子吸气，循环三次，然后保持顺畅自然的呼吸。

（2）立柱式

立柱式，是瑜伽体位的基础坐姿，是很多瑜伽体位的起始坐姿，也是瑜伽的放松体式。

方法：

第一，坐立，坐骨坐在垫面上，双腿向前伸直，双脚自然靠近但并不接触。

第二，从尾椎骨、腰椎、胸椎、颈椎，整根脊柱在头顶的引领下一节一节向上延伸，同时保持背部、颈椎和头部舒适的状态下伸直，不可勉强身体。

第三，眼睛自然平视前方，双肩放松，双手掌心向上放在大腿根部。

第四，保持自然顺畅的呼吸，除了和动作有关的肌肉外，身体的其他部分应当放松，全部的意识收回，放在身体上，保持觉知。

功效：

第一，有助于放松身体各关节，对于风湿、关节炎、高血压、心脏病患者及任何不应做剧烈运动的人都非常适宜。

第二，有助于清除体内各关节的能量阻碍，能增进身体各机能协调、自我觉知以及增强自信。

（3）雷电式

雷电式是在世界各地许多文化里被高度认同的冥想姿势，因为身体可以很轻松地保持竖立挺拔，尤其对于坐骨神经痛患者而言，它是最佳的冥想体位法。

方法：

第一，双膝并拢跪在垫子上，大脚趾并拢（注意：女性的右脚大脚趾叠放在左脚大脚趾上，男性相反），两脚跟自然分开。

第二，臀部下移，坐于两脚内侧，脚跟接触臀部两侧。

第三，双手放在双膝上，掌心向上。

第四，松肩塌腰，背部和头部立直，但身体不要紧绷，也不要过度后弯脊柱。放松全身，让整个身体自然舒适。

第五，双眼平视前方，如果在此坐姿上放松可闭上双眼，放松双臂和全身。

第六，保持自然顺畅的呼吸。

功效：

第一，刺激与生殖泌尿系统直接相连的主要经络，激活中脉内的生命能量，调节人体的性能量。

第二，雷电式可改变骨盆区域的血液流动和神经脉冲，加强骨盆肌肉力量，对生殖器官和消化器官十分有益。

第三，提高整个消化系统的工作小块，缓解胃酸过多、胃溃疡等胃部疾病。饭后练习雷电式，保持至少5分钟，可以促进肠道蠕动，强化消化功能。消化系统有问题、急性消化不良患者在饭前及饭后练习雷电式尤佳。

第四，可以预防疝气及缓解痔疮。

第五，减少了流向生殖器官的血液量，按摩滋养生殖区域的神经元，有益于减轻男性睾丸膨胀和阴囊积水等症状。

第六，有助于缓解月经不调。

第七，长时间练习雷电式可以给大脑带来平静。

提醒：

请认真遵守每个体位法提出的禁忌和要求，不可勉强自己的身体，任何体式除了肌肉酸胀，如身体感到任何不适，立马停止，待身体修复后，再进行练习。不建议骨关节炎患者、孕妇、踝关节和膝关节受伤的人尝试雷电式坐姿。初学者可以循序渐进，每天练习几分钟，直到可以做60分钟，甚至更久。练习者如果感觉大腿疼痛，腿部有发麻、抽筋，脚踝紧张等现象，请不要紧张，属于正常现象，慢慢将双腿向前伸直，回到立柱式坐姿，抖动双腿、双膝，活动脚踝，放松，直到不适感消失恢复正常状态，然后再接着练习。

（4）简易坐

方法：

第一，坐姿，双腿向前伸展。

第二，弯曲右腿，把右腿放在左腿之下。再弯曲左腿，将左脚放在右腿下面。

第三，保持头部、颈部和背部向上挺直，不要勉强身体用力，双肩后绕下压，感觉双肩得到放松，双手臂自然下垂。

第四，双手自然搭放在双膝上，双手臂放松，双手掌心向上，接引能量。可根据练习的需要双手结印（如：智慧手印、苏磨手印、薄伽梵手印等）。

第五，下颚微收，颈椎放松，眼睛平视前方，也可根据练习的需要垂帘闭目。

第六，保持简易式练习一段时间后，保持平衡，交换双腿进行练习，原先右腿在下换成右腿在上，左腿在上换成左腿在下，其他步骤和练习时间同上。

功效：

简易盘坐是最简单、最舒适的冥想体位法，适合初学者以及无法适应更难的双盘坐姿的人。有助于放松大脑，提高注意力、专注力，促进身心平衡。

提醒：

请认真遵守每个体位法提出的禁忌要求。初学者建议在臀部坐骨下方垫坐垫，缓解身体僵硬引起的不适。如果双腿感觉不适或疼痛，应慢慢松开并按摩双腿，轻轻握空心掌敲打腿部两侧，直至血液循环恢复正常且疼痛消失后，才能恢复练习。膝盖是脆弱且易受伤的关节，练习的过程中不要勉强身体，尤其是进入瑜伽体位法和结束瑜伽体位法时，所有的动作都要缓慢、轻柔。

第三节　瑜伽观香步骤

一、焚香

在香炉里焚一支或三支或九支香。一般不用两支或四支，其余数量都可用。初学者焚香一支即可。香炉的高度最好同下巴齐平，视线距离在一米至三米之间即可。房间里不要有任何光亮，外面的光亮也不要射入房内。如果胆子小，可以二至五人同修。一人静坐更好。

插香的排列，一、三、五支香时为一横排。右手持香，左手先插中间，再插右面，后插左面。七支香时，先插中间一支，然后如人字形每边插三支。八支香时可插成八卦形。九支香时，后排五支，前排四支。

如果通风不好，只点一支香即可，不必点上九支香。初学者从一支香开始，慢慢去领会。

请采用瑜伽观香专用的瑜伽脉轮香，瑜伽脉轮香是瑜伽练功专用香，也可以用于练功、工作、生活、休闲场所等。

二、坐姿

您可以选择您喜欢的瑜伽坐姿，不建议初学者双盘腿，因为保持坐姿比较久。选择坐沙发、坐椅子上也可以，但要尽量保持脊柱挺拔，双肩放松，双手掌心向上，身体放松即可，以放松舒适、轻松自在为主。

三、眼部练习

方法：

第一，保持自己舒适的坐姿，全身放松，头部放松，眼睛平视前方，进行眼部的准备练习，眼球上下、左右、顺时针、逆时针四个方向充分运动，活动眼球，准备活动结束后，闭目休息片刻。

第二，保持头部不动，自然顺畅地呼吸，眼球看向左侧眼角，保持5秒，眼球看向右侧眼角保持5秒，此为一个回合，进行21次练习。

第三，保持头部不动，眼球向上看天保持5秒，再向下看地保持5秒，上下为一个回合，进行21次练习。

第四，保持头部不动，眼球在眼窝中按照顺时针转圈，圆圈由小画到大，进行21次练习。

第五，保持头部不动，眼球在眼窝中按照逆时针转圈，圆圈由小画到大，进行21次练习。

第六，保持头部不动，眼球看向远方保持5秒，再看向自己的鼻尖保持5秒，来回循环为一个回合，进行21次练习。

功效：

减轻与眼部肌肉功能失调有关的各种眼部疾病，例如近视、远视、老花眼和斜视。有助于恢复眼睛视力，缓解眼部肌肉紧张，增进眼球中间和侧面肌肉的协调活动能力，平衡眼球上下的肌肉，改善眼部的适应力和专注力，让眼球更加明亮。

提醒：

每组练习后，可以闭上眼睛放松休息5~10秒。

进行所有练习时都不要佩戴眼镜、隐形眼镜。

重大眼疾患者必须事先咨询眼科专家，方可进行瑜伽练习。

持之以恒、有规律地进行练习才能治愈或改善疾病，视力缺陷是长年累月的劳损或用眼不当造成，若要恢复必须花费时间。

四、调息法观香

行瑜伽观香时可以保持自由顺畅的呼吸进行练习，但是初学者或者没有经过训练的人易心猿意马，配合调息法进行练习效果更佳。呼吸时人体与宇宙能量进行交流与沟通，下一章节具体介绍脉轮调息法，与瑜伽观香同时进行练习效果更佳。

当你熟练掌握了调息法后，再配合调息法进行观香。

闻香识人，不同的人身上气味不同，千差万别，随着练习的深入，嗅觉会越来越敏锐，而中医诊断病情的望、闻、问、切，其中的"闻"内涵深奥，初阶是闻人的气味，可以判断人的病症或身体状况，高阶是直接感应人的身体状况、疼痛点、心理状况等。

逐渐进入佳境，你会闻到自己的体香，你可静静地感受，你身体体香的变化。建议每次练习都用笔记录下各种奇妙的体验和感受，这是你自己身心灵之旅的独特风景。随着练习的深入，你慢慢发现你走到哪里就香到哪里，你就是香，你与香合一了。这也是心心相应的验证。

选择舒适坐姿入座后，静静地睁着眼看红色的香点……看累了，就轻轻闭上眼。然后再看，再闭，再看。每天训练一炷香的时间即可。

有两种方式可轮换交替使用。一种是静静地打坐，在黑暗中无一点音响，只是看红点。另一种是轻轻地放《瑜伽脉轮导引》，但音量要小。

在观香过程中，一定要心无所求，放松、放空，如果思绪、念头太多，不要受干扰，继续观香。打坐时，可持薄伽梵手印或苏磨手印，但注意，不要睡着，保持清醒和醒觉，否则无效。

在静静地打坐时，有时会莫名其妙产生心理上的恐惧。香烟应是向上飘的，但有时你会看到它很巨大，而且滚滚地迎面扑来。由于恐惧和害怕，你会中断，不得不赶快开灯而壮胆。故，若有同修在一起，在心理上会好一些。

观香时，还有一个感觉，就是看香点，不眨眼，此时眉心轮会有一股旋转力量，把你向一个深深的空间牵引。不眨眼的时间越长，这力量就越大，一眨眼就减弱。

在瑜伽观香的状态中，关于眼睛的体验还有如下内容：一是调焦体验。足够专注、凝视香光的时间越长，看到的成像越清晰。二是"镜头"的功能体验。它使你的眼睛看到的镜头从普通镜头，变成远摄镜头，同时又变成广角镜头，能看到更广阔的成像，仿佛进入另外一个宇宙空间。在此，不做任何要求，全凭练习者自己去体验。请读者根据自己的练习感受进行记录，因为那是不可复制、不可捕捉的瞬间和灵感。那些成像，也许是未来会发生的，也许是以前发生的，也许是别人发生的，也许是自己发生的，也许是某一个空间正在发生的……如《金刚经》所言："一切有为法，如梦、幻、泡、影；如露，亦如电，应作如是观。"在艺术方面有造诣者、爱好者进行练习，会给创作带来无穷尽的灵感。根据练习经验，有些人会有超意识的观香体验，需要读者亲自去实践。

　　房间里最好是漆黑的，外面的漫射光也会影响效果。开始，眼睛睁大，注视香点，尽可能延长眨眼的时间。眨眼对训练眼功是个障碍。有时图像来了，你一眨眼就变化了，或者是没有了。眼睛专注香点，但不是让你用力！而是用心。

　　眼睛总会疲倦的，那时你就轻轻合上眼睛，用眉心轮观香点。尽可能把红色香点观出来，并尽可能维护它的存在。需要注意的是，轻轻合上眼时，用眉心观时，也不要眨眼。尽可能延长眨眼的时间。

　　读者或许会发问：闭着眼睛又怎会眨眼？你可以体味一下，人闭眼时，也眨眼，仅是你未察觉。

　　稍休息后，再睁眼看香点，反复看下去，一天观看一支香即可。如果你有足够的时间，你可再点一支香，继续看，观。有练习经验者、修行人行瑜伽观香最好是连续7天、21天。定力实在太差的人以及初学者，最低要49天。

能不能节省时间，缩短每次观香的时间呢？全凭你自己的心意。图快反而慢，功底不牢。按照步骤和规定时间进行练习，这叫快得慢。

瑜伽观香中，注意事项是，你容易紧张，并由于紧张而害怕，由于害怕而恐惧，由于恐惧而想放弃。

一切图像都是虚幻的映象，它仅仅表示一种语言方式。这些图像、映像是非物质的，而你是物质的。只要不动心，物质的东西就永远不会受非物质的东西的侵害。

慢慢地，你会看见香雾在飘荡，翻来卷去，犹如海浪。它甚至以很大的海浪状向你扑了过来……你不要去管它。大颠和尚注《心经》时说："竹影扫阶尘不动，月轮穿海水无痕。"

一直静静地观下去，直至观出图像！但你要似看非看，若无其事地静静地观。否则会如大颠说的："说时默，默时说。"

出现黑白图像，不要管它，直到观出彩色图像，这叫"调零点"。调零点的方法就是静、空。要把彩色图像调得很明亮。开始，视野是管状的，比如，看一个人，见其头，不见其脚。见其脚，不见其头。因为你的视野太狭小。要扩大视野，直到360度。高级练习者才能领会其中更精微的奥妙之处。

五、收功

古人云："练功不收功，到老一场空。"

方法：

第一，默念三遍："我要收功了。"

第二，双手臂伸直向两侧打开，掌心向上，眼睛看向左侧手掌中指，深吸气，双手臂沿着身体两侧由下向上举过头顶，直至手指指向天空，深呼气，双手掌心向下，手臂带动手掌沿着头部、胸部向下压，直到腹部，同时，感觉宇宙高频能量从头顶顶轮灌入体内，存储在腹部丹田部位，头部回正。眼睛看向右侧的手指中指，重复上面的动作。眼睛看向正前方重复上面的动作。

第三，双手掌心搓热，用热热的掌心贴住眼窝，将掌心的能量传给眼睛，练习三次。

第四，双手掌心搓热，用热热的双手掌交叠按照顺时针方向轻抚腹部9圈，再次搓热双手掌心，用热热的双手掌交叠按照逆时针方向轻抚腹部9圈。

第五，慢慢睁开眼睛，双手握空心掌，轻轻拍打腿部两侧，由下到上，由外侧到内侧。慢慢拍打臀部两侧、腹股沟两侧。左右分别拍打手臂内侧和外侧，尤其是关节部位可以重复拍打。拍打双肩，揉捏颈椎，活动颈椎，放松全身。

第六章

瑜伽休闲之调息法

　　人人都需要健康的呼吸。爱闻香气、不爱闻臭气是人的本性。没有呼吸就没有生命。但我们似乎从来没有注意过呼吸对我们心理情绪的影响。

　　因为呼吸已经成为我们最习以为常的动作，所以我们通常都不会注意它的存在，除非生病了。人生病的时候，尤其是患呼吸系统疾病时，呼吸急促还是缓慢，变深还是变浅，呼吸衰弱或者左右不平衡：医生在对病情进行诊断时也会格外注意这些。

　　实际上，呼吸不仅能反映一个人的生理状况，它也能反映一个人的情绪状态。我们可以感受一下，发脾气的时候，呼吸会变得急促；焦虑的时候，呼吸变得短促；当我们内心十分平静的时候，呼吸会变深变缓……因此很多时候，仅仅从一个人的呼吸频率就能判断出这个人的情绪状况。十分有意思的是，情绪与呼吸在一定程度上是相互影响的。当你极其愤怒，但却要保持冷静的时候，可以有觉知地做几个深呼吸，情绪会慢慢平复下来；当你心情舒畅愉悦时，呼吸也自然顺畅；当你精神疲惫时，可以通过深呼吸来放松自己。呼吸法是可以调节情绪的方法。瑜伽中有很多调息法，在习练瑜伽的时候，瑜伽教练首先会让我们进行调息，再进入体式的练习，或者进入冥想练习；做一些催眠放松的时候也是如此。

因此，拥有健康的呼吸是提高生命品质的基础。呼吸的品质关乎人的肉身层面、心理情绪层面、精神层面，瑜伽休闲之调息法全方位疗愈人的身心灵。

第一节　香之于瑜伽休闲

瑜伽休闲之调息法区别于其他瑜伽调息法在于，每次进行调息法的练习时都要焚香，瑜伽休闲侧重提升生命能量，从心灵出发，目标是升级休闲境界，臻达三摩地休闲境界。中国古代达官贵人、文人墨客的休闲生活中有四大雅事：焚香、品茗、插花、挂画，焚香排在第一位。焚香自古就有满足人们生理需求和精神需求的作用，既满足了身心健康，又满足了精神上的休闲放松。瑜伽休闲之调息法在瑜伽调息的基础上迭代了香疗的用香方法，用香调息是瑜伽休闲的特色和重点。

香的功效跟瑜伽的功效是一致的：

第一，从物质层面来看，都具有预防、治疗疾病，让身体更健康的养生功能。香药分子通过"气"对人体通经入脉，调节气血，滋养五脏六腑，预防、治疗身体疾病；瑜伽的体位练习强身健体，增加体能，增加肌肉力量，调节身体平衡，按摩腹内脏器，有助于身体各项机能均衡健康。

第二，从心智层面来看，都有让心理更健康的功能。香是沟通联结本我，内观心印的导引，芳香四溢的香气潜移默化地影响着心灵，让心灵清净、愉悦静心、祛污避秽、祛瘟避疫、消业除障等，芳香分子通过"气"形成一种高频能量场，人所在的空间在这样的能量场下形成一种保护正能量场能，在这样的场能中，清理净化暗物质的磁场干扰，人的杂念会渐渐减少，思绪减少，心灵就会慢慢安静下来，人自动向内观与本我心心相印。有些敏感的人，焚香一段时间，有时候会莫名地因为忧伤而流泪，有时候会莫名地因为感动而流泪，有时候又会有轻松愉悦感等，这其实都是在清理内在情绪，是真正意义上的"洗心革面"。瑜伽的本意就是相应，相应内在的心灵，瑜伽体位法、调息法都会从体位和呼吸上去影响人的心理情绪，比如："战士一式"可以让人更有勇气、增强自信，"下犬式"和"猫式"可以增强人的同情心、提升气质，尤其是增强女性魅力，让女性更性感。本书上篇已经详细讲解瑜伽对心智层面的影响。

第三，从精神层面来看，香和瑜伽都是沟通高维空间和宇宙能量的"管道"。（详见本书第四章第三节"焚香效应"）《瑜伽经》中陈述了瑜伽士的特殊功能，《薄伽梵歌》中记载的是通过御巫的天眼追踪战况的转述。高境界的瑜伽就是可以获得某种特殊沟通功能。提醒读者，不要以此作为修炼目标，盲修瞎练难以成功。

瑜伽观香就是香和瑜伽的完美结合，古瑜伽就是这样修炼的。瑜伽士修习瑜伽功夫自古就提倡在打坐、诵经、练功等修持功课中使用熏香，在院内外也是处处熏香，以营造好的修习环境。而且对香的品类也是精心选择，不仅使用上等的单品香料，还要按照特定的配方调和制作更适用于修炼的合香，甚至不同的修炼法门还要使用不同配方的香。通过瑜伽观香的练习，你一定会"香"遇更好的你！

因此，想达到瑜伽的境界，又不愿意受瑜伽练习的苦，那么瑜伽休闲是最佳的选择。轻松地呼吸香气、自在地睡觉，这是瑜伽休闲的重心。你也可以什么都不练，只需要睡觉就行，本书最后一章提及的大休息术就是睡觉功，在恍恍惚惚中睡觉，不知不觉中提升生命能量。

瑜伽休闲，追求人与自然和谐沟通，寻求人与自然间的平衡点，通过瑜伽放松达到天人合一，让天地的护法护持着，把业障转化成善业，提升修行人的境界，达到"身、心、灵"三位一体的健康养生、自在圆满。

第二节　三脉七轮

国际学术界、医学界，常把脉和中医的经络系统相提并论。虽然两者都负责传送能量，与生理系统相互作用，但是又有具体差异。其差异在于：中医的体系和语言表达重视物质层面，而印度的瑜伽体系更重视意识层面，它们都具备天人合一、梵我一如的宇宙观，都是有益于人类身心灵健康构建的体系。古人们将智慧结晶代代相传，利于子孙后代更好地适应地球环境，延续和发展人类文明。

脉的梵文"nadi"，字根"nad"意思是"移动"。古老的印度经文《梨俱吠陀》（*Rigveda*）中的"nadi"意指"溪流"，用来解说脉的真实内涵，脉就是负责输送各种精微能量至全身的通道，可以帮助人们清理并控制生理系统，也会将生命能量转换成不同类型的能量，供给器官、腺体和组织使用。

一、三脉

双腿盘着的时候身体直立，从头顶到会阴穴这条通道叫中脉。中脉的两边有两条脉，一条左脉，一条右脉，这是我们平行的三条脉。

《哈达瑜伽之光》认为经络是人体生命能量的运输通道，人体有72000条经络，通过运行昆达里尼能量，可以净化72000条经络中的杂质，从而达到身心灵健康，远离疾病。

人有3条经络：中脉（Sushumna）、左脉（Ida）和右脉（Pingala）。左脉和右脉像交缠的双螺旋，紧密联合脊髓两侧的交感神经干。三脉交互作用，净化身体，影响肉身、心智、感觉、思维、情绪等。古瑜伽士认为，激活中脉的昆达里尼能量，打通三脉七轮可以获得神秘的力量和神奇的天赋。

中脉，又叫智慧脉，我们的智慧就来自中脉底轮，中脉底轮是储存所有能量的地方，人吸收这个能量，而具备了超自然的能量，然后智慧才会慢慢打开，人就能脱胎换骨，非常神奇。

从低端的海底轮往上流动，流经脊柱，止于顶轮，然后分为两条支脉，正面的支脉通过眉心轮到达梵穴（位于两个脑半球和顶轮之间），这是最高意识的住所，生物学上称之为"松果体"。背面的支脉通过头骨，抵达梵穴，属性是萨埵。

中脉是生命能量主要的配送使者，可以将能量送到精微能量器官和脉轮里。中脉会与左脉、右脉的气流交互协作，负责调节身体的呼吸，启动昆达里尼。左右二脉对人们产生的作用力也非常大，左脉从左边眼睛到左鼻孔沿着中脉大概一寸的位置就是左脉的运行道路。左脉也叫阴脉或者月亮脉，右脉又叫阳脉或者太阳脉。

左脉（阴脉或者月亮脉）：从海底轮之下开始，最终止于左侧鼻孔，可以借由刺激左鼻孔的调息来启动。左脉是脉的左侧通道，负责传递生命和心智能量，具有月亮、阴性、清凉、卡法的能量，属性是答磨。相关功能是：呈现女性能量，增加稳定性、安定心智，恢复大脑能量；与精神和灵魂有关，联结大脑右半球，主语言、想象、直觉，展现感性思维。左脉，掌管我们的潜意识和过去，掌管着我们的记忆力。"过去心不可得"，就是说的左脉。还有感情方面，使用左脉的人感情特别丰富，多愁善感。女人比较重感情，用的就是左脉。

右脉（阳脉或者太阳脉）：从海底轮之下开始，止于右侧鼻孔，可以借由刺激右侧鼻孔的调息来启动。右脉是脉的右侧通道，负责传送生命和心智能量，具有太阳、阳性、皮塔的能量，属性是罗阇。相关功能是：提供身体动作和活动的能量，与生命力及力量有关，能促进心智的敏捷度；联结大脑左半球，主动机、意志，使人独立、富有进取心，展现理性思维。右脉，主理性、逻辑性的思维，使人的行动力、自我力、操控力和超意识力非常强。运用右脉的人，他们以为一切都在他们的掌握之中，运筹帷幄，决胜于千里之外。

真正了脱生死就要走中脉，打开中脉。把左右二脉和任督二脉的能量以及得到的能量汇集到中脉里头，这个时候光明、智慧从海底轮冉冉升起来，最后到达我们的头顶顶轮。

修行就是要打开中脉，所有的能量吸收、聚集、储存都在中脉里。我们平时用的思维，日常生活中人的个性都受左右二脉控制。比如说性格内向及外向，每一个人的心情或气质，都是因为左右二脉的作用。把左右二脉打开，通过练习把中脉激活。

习练瑜伽，打通中脉，觉悟自我。这个时候达到了一种至高的境界，整个身体、心、灵魂和宇宙是融合的，即梵我一如。打开中脉，让自己真正的智慧生发出来。中脉开的人有一种特殊的气质，看到一个人的气质非常好，有一个仙风道骨的形象展示出来，虽然貌不惊奇，语不出众，但是内心散发出来的那种信息非常独特。

中脉打开的人，能量会自然而然往上走，从心里散发一种祥和慈悲的能量光团，它一圈一圈地向外扩散，像光一样闪闪发光，恍恍惚惚，恍是光，惚是团。

中脉控制我们的脑垂体，控制我们的"第三只眼睛"。

中脉的开口就在眉心轮，关于眉心轮《瑜伽经》有如此阐述：
"专念于头中的光，便可获得悉达的眼力。"[①]这个时候，后天思维、后天行为控制不了他，因为他本身就是这个躯壳的主人，后天的东西就控制不了先天的大我。

中脉连接的是整个宇宙。中脉出来的大我是不受后天思维、后天行为控制的，是来无踪去无影的，那种能量是无形无相的，也就是说代表了人身联接的宇宙的能量。这个时候就是跳出三界外，不在五行中。瑜伽修习一定要修中脉，打开中脉之后，我们得到的是整个宇宙的智慧，整个宇宙的能量。

圆轮是构建大自然的基石，象征一种循环不息的生命力。我们生活在无数的圆轮环境中，有有形的圆轮，也有无形的圆轮，没有起点，也没有终点。宇宙是由旋转的能量互相作用而构成的，地球的自转和公转，太阳、月亮都是遵循着它们的圆轮形状的轨道运行在宇宙太空中。地球上有形态各异的生物，包括植物、动物和人，小到原子，大到浩瀚的星系，全是由内部运转的圆轮组成，外部呈现对称形态。

人体的"圆轮"称为"脉轮"，瑜伽所说脉轮是神秘次元

---

① ［古印度］帕坦伽利：《〈瑜伽经〉直译精解》，王志成译注，四川人民出版社，2019年，第235页。

解剖学的一部分。①脉轮就是这些能量转换的核心，脉是人体能量运输的通道。瑜伽学、精微能量研究者和医学界从科学的角度给脉轮综合定义为："脉轮是能量的转化器，可以把能量从较高的振动频率，转换成较低的振动频率；反之亦然。"②根据爱因斯坦的能量守恒定律，我们知道能量不能被摧毁，只能转换形式。人体的脉轮在体内都执行着自己独特的能量转换的功能，不同的脉轮联结体内能量转换，也联结体外的宇宙能量，作用于肉体、情绪、心智和精神各个层面。脉轮指引着生命能量达成身心灵的健康。

"我们通常把比光速还快的信息定义为精微能量。它会借由脉轮呈现出来。脉轮则将以光速或比光速慢的信息诠释为感觉，进而影响身体的生理状态。脉轮可以接收并转化物理能量和精微能量，然后将它们还原成对人体有利的信息。"③脉轮透过皮肤由体内向体外传送信息，也会吸收外界信息进入体内，并将信息结合身体器官的运作进行转化和吸收。生命不止，脉轮的能量流动和转换就不停歇，每个脉轮有独特的能量

① ［美］辛蒂·戴尔：《精微体：人体能量解剖全书》，韩沁林译，胡因梦审阅，中国台湾心灵工坊文化事业股份有限公司，2014年，第232页。

② ［美］辛蒂·戴尔：《精微体：人体能量解剖全书》，韩沁林译，胡因梦审阅，中国台湾心灵工坊文化事业股份有限公司，2014年，第231页。

③ ［美］辛蒂·戴尔：《精微体：人体能量解剖全书》，韩沁林译，胡因梦审核，中国台湾心灵工坊文化事业股份有限公司，2014年，第239页。

流动的速度和频率，从而影响人体身心健康。哪个脉轮的运转速度和频率不正常，相应的身体部位和心理都会受到影响。瑜伽的练习就是保持和平衡脉轮原有的能量运作速度和频率，从而保持身心健康。

根据瑜伽哲学思想，宇宙是由阳性能量（希瓦能量）和阴性能量（沙克提能量）联手创造出来的，希瓦（Shiva）代表至乐、静心、未显化的、没有具体表现性的纯粹意识，沙克提（Shakti）代表显化的生命能量。如女人需要男人的精子，才能生出来孩子，沙克提生命能量与希瓦的纯粹意识结合创生宇宙。当希瓦能量在人体的海底轮，像蛇一样，处于休眠状态，我们称之为昆达里尼。经由修习特定的瑜伽体式、调息法和冥想，唤醒昆达里尼能量从海底轮沿着脊柱向上到顶轮的能量运行，是"……生命净化的运动，是走向自由、智慧和解脱的运动……从顶轮到海底轮方向的能量运动则是生命的显化和物化。"①脉轮能量运转正常，人就拥有身心灵健康，脉轮能量运转不正常，则人的身心灵健康就会受到影响。因此，通过调节脉轮的平衡和运转，就可以调理、治疗人体的亚健康和疾病。

---

① 王志成编著：《阿育吠陀瑜伽》（第二版），四川人民出版社，2022年，第137页。

二、七轮

古印度的《吠陀经》认为我们人体是一个特殊的发光能量场。练气功可以看到我们的身体有光，因为我们天生就是一个发光能量场。在身体非常健康的时候，会感觉身体有用不完的力气，感到身体轻安健壮，没有什么事情能把自己难倒，这个时候就说明身体能量充足、非常健康。健康表现在我们中脉的七个轮，七个轮都吸满了能量，所以说身体会发光，具体则表现在我们愿意帮助别人，心情开朗，有用不完的力气，感觉没有能难倒自己的事情，亦即表明七轮非常健康，非常充足。

在我们人体脊椎从百会穴一直到会阴穴之间，有七个穴位，在印度叫七个脉冲轮，即七轮。这些轮吸收能量之后就可以往外发射能量，所以就有光从体内出来。我们可以感觉一下自己的身体，然后吸收能量，用自己的意念往轮上吸气，比如说想用心轮来吸宇宙的能量，就会从心轮进去；想从顶轮吸气，就会从顶轮进去。我们大家习惯了后天思维，就认为只有鼻子和嘴可以呼吸，就忘了我们先天的大我，其实在我们身体内在哪里吸气都可以。

七轮从下往上排依次是：海底轮、生殖轮、脐轮、心轮、喉轮、眉心轮、顶轮。这七个轮组成了人体的能量库。如果其中有一个轮能量不足，身体就会有病，就会有不健康的表现，

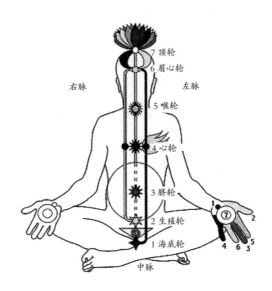

身体的色彩就会暗淡。

　　七个脉轮在我们的身体吸收能量之后，发出的光芒有七种，我们的七个脉轮有七种颜色。打通中脉，海底轮的能量具足之后，就可以和宇宙能量互动，可以源源不断地吸收进宇宙能量，这也就是大家常常追求的长生。长生者不老，不会老就不会死，《心经》里"无老死，亦无老死尽"说的就是没有老和死，死的时候就是没有了老和死的尽头。

　　修中脉的七轮，七轮一旦打通，也就是自己的天地动脉畅通无阻，此时才真正明白"通天彻地"的妙处。当中脉和宇宙能融为一体的时候，人体的病症就没有了。从医学上已经证明了我们的病从脊椎上来，脊椎和中脉有时候是合为一体的，有时候是分开的。脊椎健康，这个人是没有病的，作为一个凡夫是没有病的，活百来岁没有问题。作为一个瑜伽修持者，开发中脉可延年益寿。

中脉七轮在我们人体的脊柱上，而且是主要的神经丛，是控制我们身体各个部位的机关，或者是中转站，一旦各个轮出现混乱，我们的身体就会产生各种疾病。

1. 海底轮

海底轮颜色是暗红色的，形状是四瓣莲花，是纯真、智慧的象征。此轮聚身体、心智和灵性于一身，是控制身体原始能量的。这个脉轮是整个身体能量系统的根本，是源泉，位置在我们的会阴穴。从会阴穴往上三寸之内，也叫生法宫，像两个三角形的尖对着。它储存我们所有的能量，也是我们智慧的根源。通过修中脉达到禅定，智慧打开，光明显现，所以一定要激活海底轮的能量，修通中脉。

海底轮对应我们身体的盆骨神经丛。盆骨就是小腹腔，女同志有时候小腹凉，就是因为这个轮没有热，不仅不通而且是冰凉的，所以小腹就会痛。它对应的是我们身体的排泄系统和生殖系统，掌管我们荷尔蒙的分泌。海底轮变暗淡的时候，身体就会出现疾病，像性冷淡都是海底轮问题造成的。一个锻炼海底轮的人，性能量非常大（不是修习的性能量，是后天的性能量，要区分开）。要让自己的身体好，让自己先天的性能量和后天的性能量完全具足的话，通过修习达到阴阳平衡，身体才能健康，生命力才会非常顽强。海底轮好比一个仓库，我们的大灵就在这个仓库里孕育着，海底轮受到严重伤害的时候，我们的智慧就受到了压抑。

2. 生殖轮

生殖轮位于骶骨，呈橘色，形状是六瓣莲花。生殖轮表现人的性功能即生育能力，同时又掌管我们的福德和财富。生殖轮的另一个特性是平衡，古代明白道理的圣贤，都教导子孙后代要过一种中庸平和的生活，可以避免走向极端，这是生殖轮的作用。

生殖轮控制我们身体主动脉神经丛，掌管我们的脾脏、胰脏和肝脏，还有肾上腺、胰腺，所以要经常锻炼身体，尤其瑜伽的拜日式就是锻炼七个轮，这有利于身体健康。如果考虑问题太多，或是用脑过度的人，要补充生殖轮的能量，精力才会充沛。精力充沛，整个身体或生殖轮是发热的。如果长期透支生殖轮，能量就会衰竭，无法照顾自己的脾脏、胰脏、肝脏、消化系统、循环系统、神经系统，这样的话就会出现身体虚脱的情况，造成很多器官上的疾病。如果脾脏不好的话，就会容易出现白血病、血液病的症状；胰脏不好，易患糖尿病、肾炎。肝脏不好，就会出现注意力无法集中，打坐参禅的时候妄念非常多，上班也会开小差，会上领导讲什么也不知道，而且还烦躁，免疫力下降。这个时候我们就要停止眼前的工作，锻炼一下，补充一下生殖轮的能量，让生殖轮从烦躁的热度当中清凉下来，使身体平衡，阴阳平衡。

3. 脐轮

脐轮的颜色是黄色的，形状是十瓣莲花。脐轮表现的是创造力和真知力，一旦打开脐轮，便会得到宇宙的真知。

脐轮在身体上相应腹腔太阳神经丛，掌管着我们的胃肠消化系统，也就是我们的营养吸收系统。一个人如果过分地担忧和劳碌，就会出现胃肠方面的疾病，比如说胃痛、胃胀、酸气、便秘，甚至肠癌或胃癌，这都是因为脐轮的能量不足。身体出现这些情况，就要停下工作，不要去想事情，先把自己的身体调理好。我们不需要通过吃药来调理，可通过自己锻炼来调理，肠胃吸收和消化好了，身体就会健康。

4. 心轮

心轮在我们胸部的正中间，颜色是绿色的，形状是十二瓣莲花。心轮相应的是心脏神经丛，照顾着我们的心脏呼吸系统和胸腺。在儿童时期，抗体会在胸骨内形成，起着对抗疾病和适应外部环境的作用。如果我们在童年时期受到惊吓，受到惊吓的这部分能力就得不到健康发展，心灵扭曲、心理疾病就是这样形成的，成年后也就表现出暴力倾向。有的人平时表现很好，但突然就自杀了，或出现暴力倾向，是因为他小时候心轮受到重创，接受的负面东西太多，所以他的发展状况不健全。但是可通过修行把后天的压抑去掉，然后打开先天的轮脉，能量具足了，病症就没有了。佛家有句话叫放下，把痛苦完全放下就不会再受负面的情绪困扰。

有的人长大之后会变得胆小，无自信心，无爱心，也不会去相信别人，这都表明这个人的心轮比较弱，他的心脏和呼吸系统也是比较弱的。

5. 喉轮

喉轮颜色是蓝色的，形状是十六瓣莲花，平时照顾我们颈部的神经丛和甲状腺。比如说喉部发炎，说不出话来，都是喉轮没有调好。

喉轮可以调整我们的甲状腺，还能调整我们说话的音量。万物一体就表现在喉轮上，因为要呼吸，要说话。古时候的高僧大德，喉轮都非常洪亮，释迦佛用一音演万法，各个道都听得清楚，像狮子吼一样。

喉轮好的人是非常谦卑的，就像圣人、贤人一样很谦虚。

喉轮好的人，不管发生什么事情，都能沉着应对，静观其变，不会因为受到别人的侮辱就嗔恨，也不会因为受到别人的夸奖就沾沾自喜。其能做到宠辱不惊，就是因为喉轮非常发达。同时喉轮的右半部表达的是言语，说出的话婉转甜润，非常动听。在社会上社交能力非常好的人，绝对是喉轮尤其是右半部发达，也就是右脉非常发达，所以人际关系非常好，沟通能力非常强。如果是一个发育不健康的人，脾气非常古怪，非常孤僻，不愿意说话，那么这个人一旦说话就可能会刺伤他人。

我们手掌皮肤上的末梢神经要经过喉轮到达大脑，喉轮与我们手掌以及身体的触感能力有很大的关系，同时喉轮也掌管我们身体热量的吸收和体能的分配，人的胖和瘦、高和矮都是由喉轮来支配掌握的。喉轮里有阻隔就是因为喉轮没有打开，所以就感觉里面有东西塞住了。

在私底下说别人坏话，胡说八道，搬弄是非，喉轮就会堵上，这是邪气把你堵上了，喉轮能量全部被堵塞了。应夸别人，赞美别人。赞美别人的时候，喉轮就会发达，说话就会非常有磁力。老夸奖别人，修法的时候，口中会有津液出来。经常赞美别人，很多福报就会得来。

6. 眉心轮

眉心轮呈紫色，形状是两瓣莲花，位于我们脑的正中心，从印堂往里、从两个耳朵往里、从百会穴往下，交会成一个点的时候，那个点叫"眉心轮"，又叫"第三只眼"，颜色是紫的。

眉心轮对应我们大脑里的松果体和脑下垂体，松果体、脑下垂体正好连接着我们的左右半脑，就像太极图中间的那根弦连接着阴阳鱼一样。

一个眉心轮保养好的人，大脑非常安宁，记忆力非常好，很有智慧，很有生命活力。智慧的表现，在我们的两个眼睛，还有第三只眼睛。大文学家、音乐家、画家、诗人，他们的眉心轮保护得比我们正常人要好。

我们宽恕别人的过错，不去计较别人的过错，心怀非常大度，是有利于我们保养眉心轮的。《易经》里有一个卦叫山地剥，还有一个山雷颐，都是要我们保养眉心轮，心不起烦躁，心平气和，眉心轮则有光明。

7. 顶轮

顶轮颜色是紫色的，形状是千瓣莲花，位于我们头顶百会穴上。我们身体上的左右脉、任督脉的会合点就是在这儿，也是整个能量中心的会合点。当我们的无位真人从海底轮往上升到头顶上，也就是天灵盖，天轮打开，身体五个脉的能量在我们的天轮上就形成一朵莲花，这个莲花有千个经络所形成的叶子，叫千叶宝莲。按道家的说法就是在我们头顶上形成三花聚顶，聚顶之后形成一个千叶宝座。顶轮掌管着我们大脑边缘系统，边缘系统由一千条神经丛组成，还有一千条神经线路，所以说古时候修炼的人用千叶宝莲来表达，是因为我们头上有一千条神经系统汇聚在百会穴。顶轮又同时掌管我们的决断力和自觉能力。

佛后面的那个光环就是由天轮上的光表达出来的，大家看佛相、菩萨相都有，由顶轮形成罩在整个身上，但是我们为了不那么表达，把它缩小，就在头部做一个光环，表明道行或能量。如果顶轮出现偏差、失调，我们就会出现轻重不一的神经病或精神病，或者说出现能量失调。

值得一提的是，脉轮既然存在，为什么肉眼看不见呢？

加州大学洛杉矶分校的肌肉学教授维莉·杭特（Valerie Hunt）已经通过很多研究证实了脉轮的存在。维莉·杭特教授借由测量肌肉电活动的仪器——肌电图检测仪，来检测人体电磁波在不同状态下的输出状况，最终结果是发现人体会在与脉轮有关的部位散发辐射，也发现特定的意识层次和特定的频率有关。实验结果表明，人的脑波的振动频率通常介于每秒0～100次，也就是0～100赫兹，脉轮的振动幅度则介于100～1600赫兹之间，这说明人类的大脑无法理解相脉轮这么高频率的振动频率。

瑜伽休闲的目标，主要通过瑜伽脉轮调息法、瑜伽放松体式、瑜伽大休息术、瑜伽语音冥想等，在极度自然、放松的状态下进行瑜伽，补充宇宙高频生命能量，让脉轮恢复正常的能量运转状态，让人们拥有身心灵大健康。

第三节　调息——生命的呼吸

一、调息及其作用

没有呼吸就没有生命。呼吸跟"气"息息相关，"断气"视为生命体征的消失。古人在言语中赋予呼吸特殊的内涵。

"气"是人体内活力很强、运动不息、含生理结构功能信息的极细微物质，如现代生物学所说的核酸、蛋白质、脂、糖、酶等，是构成和维持人体生命活动的基本物质。《黄帝内经·素问·宝命全形论》曰："人以天地之气生"，"天地合气，命之曰人"。这是说人是自然界的产物，禀受天地之气而生。气是存在于人体内的至精至微的生命物质，是生命活动的物质基础。气运行不息，维系人体的生命进程。人生所赖，唯气而已。气聚则生，气散则死。气的运动停息，则意味着生命的终止。

人体的呼吸系统包括：上呼吸道，呼吸器官是鼻和喉；下呼吸道，呼吸器官有肺、支气管和气管。呼吸系统的主要功能是气体交换，吸气吸入空气中的氧气，呼气排出细胞代谢过程中生成的二氧化碳，从而维持人体最基本的生命活动。人体通过呼吸与外界的"气"交流，除了呼吸系统器官，其实人体的皮肤毛孔也是会呼吸的，例如，夏天很热，人体遇到热气，皮肤会出汗，冬天很冷，遇到冷气、寒气，人体会不由自主地起鸡皮疙瘩。广义上的呼吸不单是鼻子和口腔等呼吸系统与外界气体的交换，而是全身都可以呼吸，与宇宙信息进行交换。其中调息就是重要的信息交换方式。

呼吸，就是气体的交换。气的中介作用，指气感应传导信息，维系机体整体联系的作用。弥漫于全身的气，是感应传递信息的信使或载体，是人体内外信息的中介。外在信息传递到内脏，内脏信息反映于体表，以及体内各脏腑、形体、官窍之间各种信息相互传递，都是人体之气作为信息的载体进行感应和传导的。换句话说，信息的感应（接受）传导都是人体之气（物质）——载体完成的。

如香疗，芳香之气（含调理信息的香料分子）被人体之气载体（生理学称受体）特异性识别结合（感应），调理信息传导至内脏，调节机体的生理活动。

"调息是生命力的控制、扩展或延伸，涉及吸气、住气和呼气，以及吸气、住气和呼气之间的时间长度比例。"王志成教授在《调息法70种》一书中如此定义调息。①

　　调息，梵文pranayama，其中prana也称为"普拉那"，意思是生命力、生命能量，指无限的生命能量。充满整个宇宙的能量，是指宇宙一切物质能量或精神能量分解、还原成最初的状态时呈现的能量统称。普拉那是每个生物体中的生命力，其显现的最精微、最高级的活动是思想。思想包含了身体的反射，比如看到了葡萄，身体反射为咽口水，觉得是酸味或甜味。思想还包含了意识，比如我思考……，经过分析事物的发展，我判断出……，我推理出什么结果，我认为某些事情的利弊得失，这些思想属于理性层面。超过理性层面，心意达到更高的层面，即"超意识"。"当心意到达了所谓的三摩地状态时，即完美的专注、超意识的层次，心意突破了理性的限制而直面那些直觉或理性永远都无法了解的事实。"②经过瑜伽的练习，控制身体的普拉那的不同呈现，就会达到较高的思想层面，人的超意识的智慧自然就会生发，调息就是控制普拉那。

　　ayama，意指控制、扩展、延伸、增加。pranayama的意思是生命力的控制、扩展或延伸，呼吸控制自如，让生命能量充

---

①　王志成编著，乌小鱼绘画：《调息法70种》，四川人民出版社，2022年，第15页。

②　［印］斯瓦米·辨喜：《胜王瑜伽》，曹政译，迟剑锋校，商务印书馆，2019年，第37页。

满体内。调息是一种关于呼吸控制的练习方法，功能是增加脑部和身体的养分，启动体内精微能量系统，控制体内的生命能量。调息也是瑜伽区别于其他体育运动的一个主要方面，瑜伽的练习就是呼吸和体式配合，控制普拉那的流动。

印度伟大的哲学家、思想家、大瑜伽士斯瓦米·辨喜说："消除多余的普拉那，或是提供所需的普拉那，都会治愈疾病。学会观察或了解何时体内某一部分的普拉那比它应有的或多了或少了，这也是调息。"[①]辨喜认为，调节身体的普拉那可以治疗疾病，而通过调息法控制普拉那的多少就可以达到治病的效果。瑜伽的目标，就是教会人们如何运用调息、冥想等方法，通过强化吸收普拉那，控制普拉那，聚集普拉那，最终达到生命的圆满。

二、为什么要练习调息法

生理学上来看，调节呼吸系统的神经中枢，是控制大脑神经流运动的。神经流中有传入性的运动和传出性运动，传入性运动是感觉传给大脑，是向心的运动；传出性运动是大脑传到外层的身体，是离心运动。通过调息法控制呼吸，让呼吸变得

---

① ［印］斯瓦米·辨喜：《胜王瑜伽》，曹政译，迟剑锋校，商务印书馆，2019年，第49页。

有意识、有节奏，给体内带来有节奏的运动，使得身体中所有的普拉那都朝向调息所控制的方向运动，使得神经流也变成像电流似的运动，在类似向同一方向运动的"电流"的作用下，身体就成了一个充满能量的"电池"。同时还可以通过对呼吸系统的控制，控制神经中枢来帮助身体控制其他的中枢，比如通过调息法唤醒中脉的昆达里尼能量。

从生理学的角度来说，身体的中脉、左脉和右脉是传入和传出神经流的主要通道，身体的所有感觉和运动通过神经纤维传送给大脑，左脉止于左鼻孔，右脉止于右鼻孔。调息法对于身体的运动和感觉影响精微而又巨大。普通人的中脉末端是闭合的，瑜伽士认为通过瑜伽的练习，可以打通中脉，让神经流通过中脉，使身体摆脱物质的束缚，超越感官的觉知，这样，心意就成了超越了理性的意识。

《薄伽梵歌》关于生命的观点，认为生命的本质永远不会消逝，如同时间一样。瑜伽休闲谨遵古瑜伽的智慧，明确瑜伽修持的目标是提升生命体的能量，人类若不进行修炼，依其自然，休闲境界仅仅是满足感官的娱乐，生命体的能量只能趋向由大变小的变化，即生命的生存格调越来越低，直至变成毫无能量，那便是能量已被榨取尽了的生命体。

由此可见，生命体若想要升值能量，必须修炼，而瑜伽是最佳途径之一。但是，物质与精神两个世界并不是孤立的，而是相互作用的。精神世界的生命体进入物质世界，是要释放大量能量才能获取生命体——物质；反之，生命体若要回归精神世界，必须获取、摄取大量能量，而方式就是修炼生命能量。

物质世界的物质，若要进入精神世界，必须获取大量能量。其形态先是气化，然后是光化、音化、色化，并失去物质原有的属性。即物质世界的转化，会使一部分物质光化、音化、色化而进入精神世界，而具有大能量精神世界的生命能量体进入物质世界时，瞬间释放的高能量，会产生宏观的大规模的气候环境的变化。

这两个世界各自独立存在，又相互交流，其变化的临界指数就是光速。在光速以内，是物质世界，在光速之上，是另一个世界。

从微观讲，个体的人，其瑜伽修炼的本质在于使体内物质气化、光化，不断地发生细胞核的"核爆炸"，而引发核爆的，就是天地间的生命能量光子流，人们通过呼吸的方式将其导入体内，而人体自身的核能源就是人的生命能量。可见调息法的重要性。

若人的生命能量大量地、不断地流失，好比失去了能源，因而不能发生足够能量的转化。人体中的生命体，在动态中获取能量，当获取到足够能量时，就会产生不符合物质世界常规的功能和现象，这就是《瑜伽经》中所谓的超自然现象或特异功能，这也就是在修炼中产生超光速的功能。

瑜伽修炼是利用盘坐这一基本体姿，通过瑜伽的呼吸控制法，使气入中脉，借助宇宙间的生命光子流，冲击中脉七轮，使得细胞核在轮中发生转化，而生命能量就是从这转化中产生的冲击波、海潮音和光中获得。《瑜伽经》曰："通过对支配普拉那的力量的控制，瑜伽士可使周身笼罩光芒。专念于耳朵与以太的关系，可获得超自然的听力。"①现代瑜伽体式种类繁多，大部分人都是为练习体能，强身健体，这也是瑜伽的效果，但不是瑜伽的实质。利用入定的方式，使生命体不断地吸收能量，当具有一定定力时（有先天性的、后天性的），人体往往就产生超自然现象，而超自然现象的顶峰，就是《瑜伽经》中所言："统而言之，由于自发的觉悟，人会获得知识，获得听、触、视、味、嗅的神秘力量"②；"超自然力量可能与生俱来，也可以通过服药、念诵曼陀罗、苦行以及专注获得。"③

人体的中脉，相当于火箭发射架。火箭在神门中，瑜伽称

---

① ［印］帕坦伽利：《瑜伽经》，［印］帕拉伯瓦南达，［英］克里斯托弗·伊舍伍德注，王志成、杨柳、陈涛校，商务印书馆，2022年，第168页。

② ［印］帕坦伽利：《瑜伽经》，［印］帕拉伯瓦南达，［英］克里斯托弗·伊舍伍德注，王志成、杨柳、陈涛校，商务印书馆，2022年，第164页。

③ ［印］帕坦伽利：《瑜伽经》，［印］帕拉伯瓦南达，［英］克里斯托弗·伊舍伍德注，王志成、杨柳、陈涛校，商务印书馆，2022年，第181页。

之为昆达里尼蛇，火箭就是龙蛇，是能量载体，而生命体就是
卫星。当火箭有足够能量时，从海底轮引爆，沿中脉，冲出顶
轮，将卫星发射出去，当能量足够大时，生命体就如火箭进入
另一个世界，那是一片犹如黄金光板的无限辉煌的光的海洋，
《薄伽梵歌》称之为"涅槃"。

第四节　脉轮调息法

脉轮是能量通道，是能量聚集、运输和转化中心。本节具
体介绍脉轮调息的实践，通过调节身体脉轮能量中心为我们的
身心灵大健康服务。脉轮调息法可以单独练习，也可以跟前面
的瑜伽观香一起练习。时间分高效时间和无效时间，无效时间
是指明明你在看书，但是眼睛在看，心和脑却不在，这样的时
间是无效的，是自欺欺人的。很多小孩学习成绩不好，就是因
为大量消耗无效时间。高效的时间是心脑合一的时间运作。瑜
伽的练习对心脑合一极有帮助，但这需要日积月累地坚持，从
量变到质变的耐心。微时代的新式休闲，刷短视频成为人们休
闲常态，快餐式的信息传播速度太快、太杂、太乱，导致人们
的大脑接触了太多加工后的碎片信息，而越来越缺乏信息消化

处理、深入思考的能力，丧失了等待和陪伴的耐心。这些都值得反思。

请回想一下你的生活，我们的衣服、鞋子、房屋脏了，每天、每周都要定期清扫；开的车子跑到了一定的里程数，就要去保养；爱美人士会定期保养、清理皮肤和毛发；手机、电脑用久了也必须定期杀毒、清理内存，否则会卡顿，运行速度变慢。那么，你的大脑呢？里面装了多少于生活或工作无益的过时信息、碎片信息？这些"破烂信息"占用大脑内存，让你健忘，思维变缓慢，无法集中注意力，缺乏创造力和行动力，做事缺乏意志力等。

内观心，是否还因为童年的不幸而抱怨父母？是否还在因为某人的情感伤害而不能自拔，自暴自弃？是否还在婚姻中抱怨你的另一半？是否为孩子的行为和教育而焦虑万分？是否因为金钱而恐惧生活，无法享受当下？

在这里讲述一个真实的故事，我曾经参加过一个活动，其中有一个环节是，所有学员围坐，然后被蒙住眼睛（收敛感官，为了更好地放松和释放情绪），经过冥想放松之后，开始讲述生命里让自己最难忘的人和事。有一位女性学员，她无止境地、歇斯底里地诉说她婆婆如何待她不好，生活中如何苛责她，她泣不成声。最后，课程导师问她婆婆现在在哪里，她说，她婆婆已经过世15年了。现实生活中她是儿女双全，婚姻看似幸福美满，靠自己成为女强人。本该更轻松、自在地生活，却让对婆婆的抱怨和仇恨占据了心灵，这样的生命质量高还是不高呢？

我们看似已经遗忘的事情，却念念不忘，跟昨天计较，计划着将来，却不珍惜当下的时光，这是最不划算的生命。她看似是计较婆婆，实际上，是在跟自己计较。每一代人都受原生家庭教育、社会环境影响，没有经过教育和专业训练，固化的思维模式导致的行为，是难以改变的。

过去的思想、行为、思维模式和认知导致了现在的你，而你应该继续吸取经验教训，保持良好的状态，如果你不满意现在的你，那么，请你行动起来，收获更好的你！"有的人活着，他已经死了；有的人死了，他还活着。"这是出自当代作家臧克家《有的人》的诗句。你要成为什么人，取决于你自己！你的命运你做主。

心和脑的存储能力超出我们的科学计算范围，好的、坏的信息都存储了。请读者思考一个问题，心和脑谁是身体的主人翁？

试试看，大脑叫心脏停止跳动，心脏会停止吗？不会的，我们想去喝水，心想事成，大脑就指派手去拿水来喝。这就好比心是身体的"董事长"，大脑是"CEO"，根源都在心上。《瑜伽经》中对瑜伽的定义，就是控制心的波动。瑜伽所做的一切都是为了心，瑜伽士讲述了一系列实证经验，告诫后人，如何练习，可以让心趋向永恒的喜乐，以至生命抵达圆满境界。

珍惜时间，珍爱生命，给自己独处的时间和空间，每天坚持给自己清理大脑、净化心灵，收获生命的更高智慧。但这是因人而异的，因为每个人都是独一无二的生命体，所得到的智慧是难以言传的珍宝，是足以滋养生命的幸福，境界高者可以趋向生命圆满。

这是一趟自在、舒适、轻松的身心灵之旅，这趟旅程经由你的内心触及外部的世界，慢慢地你会发生改变，你的生活会发生改变，周边的人、事和物都会因为你而发生改变。这是属于你个人的旅途，无须有任何心理负担，将每次练习的感受记录下来，这将成为你生命中优美的篇章。这趟旅程的交通工具就是你的身体，你是你身体的主人。

练习之前，请抛开生活和工作中所有的烦恼，焚一炷香，只需要一炷香的时间，跟自己独处，全然融入这清香四溢的空间，浸泡在高频生命能量场中，吮吸宇宙能量。

一、海底轮调息法

1. 步骤

站式，也可以选择本书第五章第二节推荐的坐姿练习。练习前净手焚香，礼敬相应。具体步骤是：

第一，两脚分开与肩同宽，双膝微微弯曲但膝盖不能超过脚尖，以免损伤髌骨，脊柱向上挺直，双肩放松，双手掌心向内搭放在身体两侧，手指放松，全身心自然放松。

第二，单独的调息法练习，可以闭目垂帘，配合瑜伽观香的练习效果更佳，双眼凝视香光即可。

第三，调整呼吸，面带微笑，将远处的声音收入耳底，收敛感官，将注意力收回关注会阴穴（会阴穴位于人体肛门和生殖器的中间凹陷处）。

第四，深吸气，吸入新鲜的空气，意念观想吸入的是宇宙的高频能量，继续吸气，直到双肩、胸部、肺部、腹部都充满气，气沉海底轮，同时腹部微微内收，会阴收缩，提肛收肾，意念观想海底轮红色光能量球自下而上沿着脊柱向上提升至顶轮。长时间练习之后，会感受到整个脊柱发热、发烫，一股热能瞬间倾盆而下。

第五，住气3～5秒，可以随着练习的深入，延长住气的时间，意念观想红色的光能量球停留在头顶百会穴。

第六，缓慢深长地呼气，意念观想呼出的是身体的浊气、废气、毒气、湿气、寒气、病气、衰败之气、衰老之气等等，放松头部、颈椎、双肩、胸腔、腹部、会阴肌肉群，意念观想红色的光能量球仿佛自由落体运动，存储在腹部的丹田部位。同时，感受普拉那能量流经大腿、小腿和脚底并扩展，滋养全身。

第七，调整一下呼吸，再进行下一个回合的练习。练习15～30分钟即可，可配合瑜伽观香练习。

第八，收功。（同前文瑜伽观香的收功）

2. 功效

海底轮的位置在会阴穴区域，人体的会阴穴是任脉上重要的穴位，是人体生命活动的要害部位，会阴穴与人体头顶的百会穴（顶轮）成一直线，是人体精气神的通道。百会为阳接天气，会阴为阴收地气，二者互相依存，相似相应，统摄着真气在任督二脉上的正常运行，维持体内阴阳气血的平衡。可以提升味觉感知力，改善前列腺问题，增强肾功能，提高固精能力，强化女性生殖器官肌肉群，提高性活力，以滋养身体，恢复体能，提升免疫力，疏通体内脉结，促进阴阳气的交接与循环，对调节生理和生殖功能有至关重要的作用。这也是中国功夫中常说的："炼精化气"。

提醒：

调息法练习，需要循序渐进，练习效果不可以急于求成。身体某方面的疾病也不是一天就生成，所以身体修复、恢复以至更健康都是一个漫长的过程。宁愿每次减少练习的时间，也不可糊弄练习的步骤和精微度，否则就属于"无效时间"的练习。很多人练习不够持久和深入，很快就放弃了，并且用自己短暂的练习经验得出结论：瑜伽没有效果。

二、生殖轮调息法

1. 步骤

站式，也可以选择本书第五章第二节推荐的坐姿练习。练习前，净手焚香，礼敬相应。

第一，两脚分开与肩同宽，双膝微微弯曲但膝盖不能超过脚尖，以免损伤髌骨，脊柱向上挺直，双肩放松，双手掌心向内搭放在身体两侧，手指放松，全身心自然放松。

第二，单独的调息法练习，可以闭目垂帘，配合瑜伽观香的练习效果更佳，双眼凝视香光即可。

第三，调整呼吸，面带微笑，将远处的声音收入耳底，收敛感官，将注意力收回关注盆骨区域

第四，深吸气，吸入新鲜的空气，意念观想吸入的是宇宙的高频能量，继续吸气，直到双肩、胸部、肺部、腹部都充满气，气沉生殖轮，用意念将普拉那能量带到骨盆处，感受普拉那在骨盆处扩散。同时会阴收缩，提肛收肾，意念观想生殖轮橙色光能量球自下而上沿着脊柱向上提升至顶轮。

第五，住气3～5秒，可以随着练习的深入，延长住气的时间，感受普拉那能量充满整个骨盆，滋养整个生殖系统，意念

观想橙光能量球停留在头顶百会穴。

第六，缓慢深长的呼气，意念观想呼出的是身体生殖器区域、下腹部所有的浊气、废气、毒气、湿气、寒气、病气、衰败之气、衰老之气，放松头部、颈椎、双肩、胸腔、腹部、会阴肌肉群，意念观想橙光能量球存储在腹部的丹田部位。

第七，调整一下呼吸，再进行下一个回合的练习。练习15～30分钟即可，或配合瑜伽观香练习。

第八，收功。

2. 功效

提升味觉感知力，强化女性子宫机能，改善男性前列腺问题，改善性功能，增强性能量，平衡循环系统功能，改善性无能、性冷淡，修复子宫、膀胱、肾脏的问题，柔软下背部区域，增强异性吸引力，提升个人魅力。

提醒：

可以单独练习，配合瑜伽观香练习效果尤佳。熟练掌握后，只要空气、环境达标，随时随地都可以练习。注意在适宜的温度下进行练习，以免着凉。所有的练习需要循序渐进，不可急于求成。

三、脐轮调息法

1. 步骤

站式，也可以选择本书第五章第二节推荐的坐姿练习。练习前，净手焚香，礼敬相应。

第一，两脚分开与肩同宽，双膝微微弯曲但膝盖不能超过脚尖，以免损伤髌骨，脊柱向上挺直，双肩放松，双手掌心向内搭放在身体两侧，手指放松，全身心自然放松。

第二，单独的调息法练习，可以闭目垂帘，配合瑜伽观香的练习效果更佳，双眼凝视香光即可。

第三，调整呼吸，面带微笑，将远处的声音收入耳底，收敛感官，将注意力收回关注肚脐区域。

第四，深深地吸气，吸入新鲜的空气，意念观想吸入的是宇宙的高频能量，继续吸气，直到双肩、胸部、肺部、腹部都充满气，气沉下丹田部位（肚脐与命门连线，距离肚脐十分之三的部位），用意念将普拉那能量带到下丹田处，观想能量全部存储在脐轮黄色的光能量球中。

第五，住气3～5秒，可以随着练习的深入，延长住气的时间，初学者可以不关注住气。观想能量全部存储在脐轮黄色的光能量球发光发热。高级练习者，可以观想到黄色的能量球开出十瓣黄色莲花。

第六，用力呼气，意念观想身体所有的浊气、废气、毒气、湿气、寒气、病气、衰败之气、衰老之气，从全身八万四千个毛孔全部呼出，排到宇宙虚空边际，消失得无影无踪。

第七，调整一下呼吸，再进行下一个回合的练习。练习15～30分钟即可，或配合瑜伽观香练习。

第八，收功。

2. 功效

脐轮存储和释放能量。肚脐是母亲向胎儿输送营养的管道，通过肚脐输送营养和先天宇宙能量之气孕育新生命。用深长悠缓的调息法，对后天之气（呼吸之气）进行调息控制，从而起到用后天之气培补先天之气的作用。人体的下丹田为命蒂，是男子的藏精室，女子胞宫的所在之处，又是任脉、督脉、冲脉精气运行的起点。古人称精、气、神为三宝，视丹田为储藏精、气、神的地方。脐轮调息法可以提升视觉感知力，平衡脐轮能量，改善肠胃功能，通经活络，促进人体的气血运行，祛除疾病，从而实现保健强身的作用，坚持练习，充满活力，可以达到"炼神还虚"的境界。

提醒：

此调息法要在空腹状态、在适宜的温度下进行练习，注意不要着凉。所有的练习需要循序渐进，忌讳急于求成。

四、心轮调息法

1. 步骤

练习前，净手焚香，礼敬相应。

平衡心轮的调息法通常可以采用腹式呼吸法、胸式呼吸法、完全式呼吸法等，这里采用完全式呼吸法。

第一，可以采取站式、坐式或仰卧进行练习。推荐站式。两脚分开与肩同宽，双膝微微弯曲但膝盖不能超过脚尖，以免损伤髌骨，脊柱向上挺直，双肩放松，双手掌心向内搭放在身体两侧，手指放松，全身心自然放松。

第二，单独的调息法练习，可以闭目垂帘，配合瑜伽观香的练习效果更佳，双眼凝视香光即可。

第三，调整呼吸，面带微笑，舌抵上颚，将远处的声音收入耳底，收敛感官，放空思虑，将注意力收回关注心灵。

第四，深吸气，吸入新鲜的空气，意念观想吸入的是宇宙的高频能量，继续吸气，直到双肩、胸部、肺部、腹部都充满气，腹部向外微微隆起，继续吸气，直到腹部吸满，感受宇宙的普拉那能量通过鼻腔、呼吸道、胸腔，集聚到腹部，直到充满整个肺部、胸腔。

第五，住气3～5秒，可以随着练习的深入，延长住气的时间，感受普拉那能量集聚在心轮，呈现绿色光的能量球，高级练习者可以观想到绿色光能量球开出十二瓣绿色莲花。感受此刻的宁静。

第六，缓慢深长地呼气，意念观想呼出的是所有的浊气、废气、毒气、湿气、寒气、病气、衰败之气、衰老之气，从全身的八万四千个毛孔排出，排到宇宙边际，无影无踪。同时，意念观想，心灵里的所有创伤统统排空。

第七，调整一下呼吸，再进行下一个回合的练习。

以上7个步骤为一轮，可以连续调息三轮，或配合瑜伽观香练习。

第八，收功。

2. 功效

提升触觉感知力，平衡心轮能量，疗愈心轮失调的身体疾病和情绪，打开自我疗愈的通道，修复心灵的创伤，体验爱的幸福和甜蜜，提升觉知力，有助于恢复内在平衡。

生命是由爱创造出来的，爱是宇宙间最慈悲的力量，爱的含义很丰富。心轮是体验爱的心门，感受不到爱就难以感受生命的意义，从而缺乏创造力，无法实现生命价值。心轮调息收获更多的是心灵层面的疗愈。

提醒：

可以单独练习，配合瑜伽观香练习效果尤佳。熟练掌握后，只要空气、环境达标，随时随地都可以练习。注意在适宜的温度下进行练习，以免着凉。所有的练习需要循序渐进，不可急于求成。

五、喉轮调息法

1. 步骤

练习前，净手焚香，礼敬相应。

平衡喉轮的调息法有多种，这里采用喉式呼吸法，喉式呼吸法又叫乌加依呼吸法。

第一，单独练习采用坐式、仰卧或站式均可。推荐站式。两脚分开与肩同宽，双膝微微弯曲但膝盖不能超过脚尖，以免损伤髌骨，脊柱向上挺直，双肩放松，双手掌心向内搭放在身体两侧，手指放松，全身心自然放松。

第二，单独的调息法练习，可以闭目垂帘，配合瑜伽观香的练习效果更佳，双眼凝视香光即可。

第三，调整呼吸，面带微笑，将远处的声音收入耳底，收敛感官，将注意力收回，关注呼吸带来的喉部精微振动的声音。

第四，舌抵上颚，闭上嘴巴，下颚微收，锁住喉部，鼻腔深吸气，吸入新鲜的空气，意念观想吸入的是宇宙的高频能量，继续吸气，直到双肩、胸部、肺部、腹部都充满气。感受普拉那能量集中在喉咙处，呈现蓝色光能量球。

第五，住气3～5秒，随着练习的深入，延长住气的时间，初学者可以不用练习住气。意念观想蓝色光能量球，高级练习者观想蓝色能量球开出十六瓣蓝色莲花。

第六，缓慢深长地呼气，与此同时，听见喉咙部位发出振动的声音。观想呼出的是喉咙区域所有的浊气、废气、毒气、湿气、寒气、病气、衰败之气、衰老之气。放松头部、颈椎、双肩、胸腔、腹部。

第七，调整一下呼吸，再进行下一个回合的练习。单独练习15～30分钟即可，或配合瑜伽观香练习。

第八，收功。

2. 功效

提升听觉感知力，调理咳嗽、咽炎，滋养喉轮，让声音洪亮悦耳。

提醒：

可以单独练习，配合瑜伽观香练习效果尤佳。喉轮需要滋养，除了上述方法之外，还可以通过禁语来养护喉轮。

六、眉心轮调息法

1. 步骤

练习前，净手焚香，礼敬相应。

第一，选择舒适的坐姿、站式、仰卧姿势均可，结苏磨手印，身心放松。

第二，单独的调息法练习，可以闭目垂帘，配合瑜伽观香的练习效果更佳，双眼凝视香光即可。

第三，调整呼吸，面带微笑，将远处的声音收入耳底，收敛感官，将注意力收回关注眉心轮。

第四，深吸气，吸入新鲜的空气，意念观想吸入的是宇宙的高频能量，融入眉心轮，意念观想眉心轮发出紫色光能量球。

第五，住气3~5秒，普拉那能量持续不断地融入眉心轮。可以随着练习的深入，延长住气的时间，高级练习者可以意念观想到紫色光能量球开出紫色的莲花。

第六，缓慢深长地呼气，意念观想呼出的是浊气、废气、病气、衰败之气、衰老之气，将其统统呼出体外，排到宇宙边际，消失得无影无踪，感受到头脑放松、轻盈、清新、敏捷。

第七，调整一下呼吸，再进行下一个回合的练习。

以上吸气、住气、呼气的时间比例可以从1:1:1开始，随着练习的深入，逐渐延长到1:4:2。可配合瑜伽观香练习。

第八，收功。

2. 功效

提升感知力，平衡眉心轮能量，改善视力，疗愈头痛，养肝明目。提神醒脑，提高想象力和创造力，开启智慧，尤其是可以开启高维智慧的联结。

提醒：

反复熟悉呼吸的节奏、时长和动作之后方可进入练习，严格按照指导练习，忌讳没有掌握动作、呼吸时长就开始练习。

七、顶轮调息法

1. 步骤

练习前，净手焚香，礼敬相应。

第一，选择坐姿、仰卧或站式进行练习均可。

第二，单独的调息法练习，可以闭目垂帘，配合瑜伽观香的练习效果更佳，双眼凝视香光即可。

第三，调整呼吸，面带微笑，将远处的声音收入耳底，收敛感官，将注意力收回，意念关注顶轮。

第四，深吸气，吸入新鲜的空气，意念观想吸入的是宇宙的高频能量，其源源不断地从百会穴进入身体，感受普拉那能量集聚在顶轮紫色光能量球。

第五，住气3～5秒，意念观想顶轮的紫色光能量球开出千朵紫色莲花。随着练习的深入，住气的时间延长。

第六，呼气，意念观想紫色光能量球自由落体向下存储在下丹田，同时，通过身体的八万四千个毛孔，将身体的每一个细胞里面的浊气、废气、毒气、湿气、寒气、病气、衰败之气、衰老之气统统呼出体外，排到宇宙边际，消失得无影无踪。

第七，调整一下呼吸，再进行下一个回合的练习。单独练习15～30分钟即可，或配合瑜伽观香练习。

第八，收功。

2. 功效

提升觉知力、感知力，平衡顶轮，消除顶轮能量失衡带来的各种疾病。提升学习力、专注力，获得内在的平静和智慧，收获身心合一的宁静，有助于提升精神层次。瑜伽士认为，顶轮的修炼最终可以使人进入天人合一、梵我一如的相融之境。

提醒：

顶轮调息法是比较高级的调息修习，单独练习该调息法建议在合格导师的指导下进行，可配合瑜伽观香进行练习。循序渐进，不可勉强身体进行练习。

选择合适的调息法，坚持练习49天，并制作调息法练习记录表记录自己的实感，见证生命成长。

第七章

瑜伽休闲之体位法

本章内容涉及数论哲学、吠陀多哲学和阿育吠陀哲学的基本概念，可通过阅读王志成编著的《阿育吠陀瑜伽（第二版）》加以了解。

帕坦伽利说："苦行、自我研习和顺从自在天构成了克里亚瑜伽。"①本书认为"苦行"的表达方式不适合瑜伽休闲的思想，这两个字的字面意思就已将众人挡在门外。当今社会，

---

① ［古印度］帕坦伽利：《〈瑜伽经〉直译精解》，王志成译注，四川人民出版社，2019年，第98页。

非常流行体式的练习，这也将一大部分人挡在门外，尤其是男性，他们大多觉得那种柔韧性的瑜伽动作不适合自己僵硬的身体。

帕坦伽利《瑜伽经》中关于体位（asana）一词的含义主要是：瑜伽士坐稳、坐得舒适的身体姿势。这种坐姿可以让瑜伽士长时间安稳地坐着，从而达成瑜伽的目的，即超越感官经验的二元性。只有坐稳后，才可以进行且必须进行调息的练习。但《瑜伽经》中并没有哈达瑜伽所倡导的"各种各样的体式"的讲解。《瑜伽经》对于清理瑜伽圈的乱象具有指导意义。过于追求瑜伽体式，过度的瑜伽体式的练习，会对身体造成伤害，并且很多体式没有任何意义，如同练习杂技、体操，这并非瑜伽的真义。王志成教授认为："体位是我们获得粗身平衡健康的工具。体位的习练可以释放张力、改善弹性、强化身体中的能量流动等。"[1]瑜伽练习的过程中体式和呼吸相互配合，身体内会有能量的流动，而适度、科学地练习瑜伽体位才会有利于身体健康。

---

[1]　王志成编著：《阿育吠陀瑜伽》（第二版），四川人民出版社，2022年，第239页。

第一节　测试体质

从客观来理解，人们休闲是为了让身心感受愉悦体验。人体有"五感"——视觉、听觉、嗅觉、味觉、触觉。艺术便是人类对人性的深刻反思、情感的传导以及美的感受的表达。卓越艺术品总是距离神性最近的表达。内在的、体验万事万物的觉知力越高，幸福感也越能随之提高，幸福是向内求的真实感受。精微的五感体验首先要有健康的身体，也就是身体物质层的脏腑器官的正常运转，然后才是提升心灵感知力、觉知力，最后提升精神层次。

印度的阿育吠陀（Ayurveda）与中医学可谓世界传统医学的鼻祖，都具有几千年的历史，具备深厚的哲学和实践基础。阿育吠陀，梵文Ayurveda，Ayur的意思是"生命、长寿"，veda的意思是"知识、科学、智慧"，Ayurveda的意思指有关生命的科学，是指身体、心灵的知识与智慧。它是从丰富的医学、哲学、宗教、伦理等视角来认知身心灵的联结与关系。

阿育吠陀哲学观认为宇宙以及宇宙所有的一切都是由五大元素即地（prthvi）、水（apas）、火（tejas）、风（vsyu）、空（akasa）构成。吠陀哲学认为宇宙有能量、光和物质三种力量，这三种力量注入普拉那能量就创造了三种道夏（doshas），即瓦塔（Vata）、皮塔（Pitta）、卡法（Kapha）。瓦塔的主要元素为空和风，以风作为主导元素，涉及身体的能量和神经系统；皮塔的主要元素是火和水，以火作为主导元素，涉及脾气、生化过程；卡法的主要元素是水和地，以水作为主导元素，维系骨骼系统、力量和体型。

阿育吠陀瑜伽综合了诸多国内外的瑜伽哲学思想，并结合实践经验，提出要依据个人体质的不同而选择适合自己的瑜伽体式。体位和体质关系非常密切。根据阿育吠陀瑜伽，人的体质可以分为三种即瓦塔体质、皮塔体质和卡法体质，并针对三类体质列举了相对完整的体位习练序列。在瑜伽实践中，还需要根据习练者自身体质的精微特征进行相应的调整。

"狭义上说，阿育吠陀瑜伽就是利用阿育吠陀的基本原则来指导瑜伽实践。""广义上说，阿育吠陀本身就是一种瑜伽实践的艺术。"[1]阿育吠陀瑜伽更关注练习者的个体体质差异化的练习，强调在科学的指导下习练瑜伽，在哲学的认知层面提升瑜伽的境界。

请读者填写以下表格[2]测试自己的体质，更精准地了解自

---

[1]　王志成编著：《阿育吠陀瑜伽》（第二版），四川人民出版社，2022年，第12页。

[2]　王志成编著：《健康的身体 有趣的灵魂》（第二版），四川人民出版社，2022年，第14页，《简易体质测试表》。

己的身体，以便在生活中选择更适合自己的食物、锻炼方法以及生活方式。

体质简易测试表

	特征指标	瓦塔（风型）	皮塔（火型）	卡法（水型）
1	体形	苗条	中等	偏大
2	体重	很难增重	适中	容易增重
3	脸色	偏暗	红润	偏白
4	皮肤纹理	偏干燥、偏凉	偏油性、偏热	湿润、偏凉
5	眼睛	偏小，转动快	大小适中、眼光锐利	偏大、润泽
6	头发	干燥	油性	油性、有光泽
7	双肩	窄小	适中	宽大、厚实
8	胸部	偏小	适中	发育好或丰满
9	双手	小、偏凉	大小适中、温暖、结实	厚、偏大、偏凉、润泽
10	鼻子	偏小	中等	偏大、挺直
11	嘴唇	偏薄	中	偏厚
12	腹部	偏小	适中	偏大、容易大腹便便
13	臀部	修长	适中	偏大
14	双腿	偏细	中等	偏粗大、健壮
15	关节	易发声响、韧性差，易伤	韧性好	稳定、致密、润滑
16	消化不好时	嗳气、屁多	心烧灼感、反酸	身体感到滞重、水多
17	汗/味	少汗、凉、体味少	汗多、热、体味较大	适中、凉、常有体香
18	大便	量少、干、易便秘	量多、松软、容易腹泻	量适中、成型

续表

	特征指标	瓦塔（风型）	皮塔（火型）	卡法（水型）
19	小便	偏少、偏清	色偏浓	偏白、混浊
20	脉搏	细微，如蛇一样运动	适中，如青蛙一样跳跃	宽慢，如天鹅一样游动
21	活动	迅速、快速、易改变	适中、目的明确、	缓慢、稳定、庄重、善于活动
22	力量	力量小、耐力差	适中、但热耐受力差	耐力好
23	性欲	易变化、不稳定	中等、热烈	稳定、能充分享受性乐
24	睡眠	不足、易醒、易失眠	适中、睡眠质量高	嗜睡、不容易醒来
25	记忆	学得快，忘得快	记忆好	学得慢，记忆力超好
26	行事	想法多，但容易放弃	做事严、要求高	一旦接受，一直坚持
27	脾气	热情、活泼、创造性	雄心、激情、动力	容易相处、给予、耐心
28	消极性	焦虑、神经紧张、恐惧	竞争、攻击、缺乏耐心	孤独、抑郁、嫉妒
29	语言	语速快	犀利，说话切中要害	慢、平缓
30	心	不安定，求新求变	进取，聪明	平静，缓慢
	总分	风：	火：	水：

　　说明：以上简易体质测试总计30项。测试者可以根据自己的实际情况在每一栏中选择适合自己的体征指标，并记一分。最后分别得出瓦塔、皮塔和卡法各体征的总分。通常来说，某一列计分如果达到20分以上，就是比较典型的单一体质。

第二节 不同体质的瑜伽休闲体位法

在此提醒所有练习者，为了避免瑜伽体式的伤害，所有的练习都要缓慢轻柔地进行，每一次练习时都要让体式去配合呼吸。我们强烈建议和提醒，初练习者千万不可根据教学视频或者书籍进行练习，瑜伽体式和调息都是非常精微的、细微的能量流动，一定要跟随合格的、专业的瑜伽教练习练3到6个月以上，才可以自行练习。瑜伽的教学也是经验性的教学，所有的体式都是一种身心灵循序渐进的体验和感受，是人类链接高维能量的科学。根据阿育吠陀瑜伽建议的体式序列，结合自身习练和教学经验，这里从瑜伽休闲的角度，按照60分钟左右的舒适时长将其排序总结为以下体式练习序列。

一、瓦塔体质的瑜伽休闲体位法

瓦塔体质的人特征是："身体较冷，皮肤干燥，关节不佳，循环较差。他们身体容易僵硬，脊柱容易侧凸……瓦塔体质的人，要温和、缓慢、平衡、适度、暖和地习练体位。"[1]

---

[1] 王志成编著：《阿育吠陀瑜伽》（第二版），四川人民出版社，2022年，第241—242页。

瓦塔体质的人习练瑜伽的体位序列如下：

1. 坐式和调息，5分钟左右：至善坐或者简易坐，配合左右鼻腔交替调息法10～12次。

2. 拜日式，10分钟左右，但拜日的方式应该是缓慢的并要充满觉知。

3. 站式，10分钟左右：树式、三角式、战士一二三式、幻椅式、前屈式。

4. 倒立式，5分钟左右：肩倒立。

5. 眼镜蛇式和蝗虫式，5分钟左右，配合呼吸缓慢练习。

6. 前屈体式，5分钟左右：头触膝前屈伸展式、坐立前屈。

7. 婴儿式、背部扭转头碰膝前屈伸展式、船式、瑜伽身印，5分钟。

8. 脊柱扭转，5分钟，如巴拉瓦伽第二式、套索扭转式。

9. 摊尸式，10分钟左右。

二、皮塔体质的瑜伽休闲体位法

皮塔体质的人特征为："富有肌肉，身体弹性好，循环和关节都不错"，[①]"皮塔体质的人体位的方式应是清凉的、滋

---

① 王志成编著：《阿育吠陀瑜伽》（第二版），四川人民出版社，2022年，第242页。

养的、扩展的、放松的，呼吸要放松，要安静地坐。不要太出汗，不要让身体太热，更要小心不要让脑子头部太热。"[1]

皮塔体质的人习练瑜伽的体位序列如下：

1. 坐式和调息法，10分钟左右：简易坐、至善坐配合清凉调息法14次或21次。

2. 拜月式，10分钟左右。

3. 站式体式，10分钟左右：树式、三角式、半月式。

4. 腿伸展式，5分钟左右：双角式。

5. 下犬式，5分钟左右。

6. 倒立体式，5分钟左右：肩倒立。

7. 坐立前屈式，5分钟左右：如坐角式、龟式、头触膝式。

8. 摊尸式，15～30分钟。

三、卡法体质的瑜伽休闲实践八支法

卡法体质的人特征是："一般较矮胖，骨头不长，弹性不佳。"[2]

---

①　王志成编著：《阿育吠陀瑜伽》（第二版），四川人民出版社，2022年，第243页。

②　王志成编著：《阿育吠陀瑜伽》（第二版），四川人民出版社，2022年，第243页。

卡法体质的人习练瑜伽的体位序列如下：

1. 坐式和调息法，10分钟左右：至善坐、金刚坐，配合风箱式住气法（火呼吸）14次（一轮），可以做3轮。

2. 拜日式，10分钟左右。

3. 站立体式，10分钟左右：战士一二三式、站立手抓大脚趾、半月式。

4. 腿伸展式，5分钟左右：双角式。

5. 下犬式，5分钟左右。

6. 倒立体式，5分钟左右：肩倒立变式。

7. 扭转式，5分钟左右：蝗虫式、玛里奇式。

8. 摊尸式，10分钟左右。

以上是瑜伽休闲之体位法，请读者根据体质进行练习。这些体位主要是锻炼体能，而非生命能量。瑜伽体位法的练习需要在专业的瑜伽导师的指导下进行，初学者切莫自学，等熟练体位后才能自我练习。

在瑜伽休闲中，达成自我觉知是特别重要的一环。因此，练习瑜伽的过程中，瑜伽体式、瑜伽调息、瑜伽冥想、瑜伽唱诵、瑜伽哲学的学习都是一种休闲方式，无论你以哪一种方式开始瑜伽，瑜伽都会以一种完美的方式滋养你。行走世界的哲学家、瑜伽士辨喜远游欧美，"他如古代的先知宣布至高真理一般对西方文明世界说道："我有灵性信息带给西方，正如同当年佛陀有重要信息带给东方一样。'"①

---

① 闻中：《印度近代瑜伽之光：辨喜的生平、思想与影响》，四川人民出版社，2019年，第56页。

第八章

瑜伽休闲之大休息术

瑜伽哲学和现代心理学都通过现实案例表明了现代生活引发一切痛苦的三类紧张状态：肌肉紧张、情绪紧张、精神紧张。大量实验证明，经过练习瑜伽休息术，可以逐渐释放、消除这三类紧张。一个小时的瑜伽休息术可超过四个小时的普通睡眠。这是过去和现在很多成功人士能具有超人的效率和能量的秘密之一，他们懂得在高效休息时储备更多的能量，用于创造更高的成就。

《黄帝内经》中说道："精足不思淫，气足不思食，神足不思眠。"对照一下，日常生活中你做到了几条呢？现实生活中的失眠者、胃病者、以淫为乐者，还有亚健康状态者比比皆是。精气神达标者是充满活力和正能量的，观察那些成功者，皆为精气神旺盛者。如果你对当下不满意，不妨停下来，给自己时间和空间，来一场补足身心灵能量的瑜伽休息术。这一趟身心灵之旅的交通工具就是你自己，目的地是抵达遥远而又近在咫尺的平静心灵，你就是旅程中的风景。你唯一需要做的就是放松身心。

失眠者，多半是思虑过多，心神不宁，闭眼躺床上，那千丝万缕的念头在脑子里像放电影一样层出不穷。人的念头是很难止住的，念头，是心理活动的结果，心理活动是结构特别精致的高级中枢神经系统特殊活动的表现。因此，心理活动、心念和愿望等，与能量和力量密不可分，在哲学上，属于主观意识精神范畴的愿力、念力或主观能动性。

人是有为的产物，人像陀螺一样在生活、工作，无止境地转动着，茫然不自知，想要跳出这种生命的漩涡，从现在开始，从心意上升级你的休闲境界，让主观心理意识反过来影响客观存在的物质运动变化的过程。

一位印度瑜伽士导师曾对我说"Your mind can eat your mind"。直译的意思是："你的心意能吃你的心意"。我对这句话记忆犹新，而今才真正理解，意思是说人的心意会消耗掉人的能量。人存储在大脑里的信息太多，心意不断地、无止境地产生，并且心意不会凭空消失，还会消耗极大的能量。究其原因是心难以平静，心的波动，泛起涟漪。瑜伽就是控制心的波动，通过练习，觉察起心动念。

第一节　大休息术

一、瑜伽休息术是一种古老的冥想方式

瑜伽大休息术，是我极力推广的一种身心灵放松方式，也是瑜伽休闲最为重视的练习环节。所有的瑜伽练习都可以"找借口"不练，但是瑜伽的大休息术，躺着让你睡觉，你都不做，那只能是"佛度有缘人"了。瑜伽大休息术，是一种深度放松，可以极大地恢复身体的精气神，从而提高生活质量、工作效率。

瑜伽休息术，Yoga Nidra，也叫"摊尸式"，梵文表达为：Shavasana，意思是死尸的姿势。瑜伽休息术是一种古老的瑜伽冥想方式，是高效的生理以及心理的休息方式。瑜伽士斯瓦米·萨特亚南达（Swami Satyananda）说："在瑜伽休息术中，心必须绝对服从。"随着科学的进步，科学家们开始重新认知意识与物质的特性，并强调意识与人类大脑皮层是有联系的。

45分钟的Yoga Nidra约等于4个小时的深度睡眠。Yoga Nidra的好处有许多：缓解焦虑、抑郁等各种心理问题，减少失眠、提高睡眠质量，缓解疼痛，治疗心理疾病，提高认知能力，增强学习能力和记忆力，增强免疫系统功能。瑜伽休息术已经有效地被用于治疗严重的身体疾病，包括癌症、支气管哮喘、肠胃溃疡、心血管疾病等。科学界也非常推崇Yoga Nidra，科学家们称它为"非睡眠深度休息"（Non-Sleep Deep Rest, NSDR）。

瑜伽休息术不同于睡眠、催眠。

睡眠是自然、定期发生的生理现象。进入睡眠状态，觉知逐渐收摄，当意识脱离感官和运动器官时，大脑感觉运动皮层逐渐失去对外在世界的觉知，感官系统按照固定顺序断开。研究表明，嗅觉会首先断开，然后是味觉，接着是视觉、触觉，最后是听觉。在做梦睡眠状态，潜意识主导，释放情感，被压抑的恐惧和欲望会显现出来。在深度睡眠状态，无意识占主导，所有的心智活动和波动会消失，唤醒本能，身心处于休眠状态。大多数人的睡眠并没有释放自己的肌肉、心智和情绪三方面的紧张，这也是为什么很多人早上醒来仍然感觉疲惫的原因。

催眠，从科学上来讲，是当中央神经系统和大脑皮层不给大脑提供所需的刺激时，被催眠者大脑完全关闭，左脉和右脉失去联结，被带入深度睡眠状态。治疗师主导被催眠者的心智和意志，被催眠者处于沉迷、缺乏主动性、被限制、被压抑的状态中。在瑜伽休息术中，修习者的中央神经系统被指令唤醒，保持觉知，中脉会代替左脉和右脉为大脑提供所需的能量，修习者处于主动、平静、放松、悦性的状态中。

瑜伽休息术则是保持对口头指示的觉知，从心理层面上来看，是处于超意识心理状态，在清醒和睡眠间的入眠前临界状态，身心会得到深度的放松和疗愈。通过一系列指示，让身体维持在一定程度觉知的同时，有意识地引导进入梦境、幻觉状态，身体渐渐进入深度放松状态，肌肉紧张、情绪紧张和精神紧张得到缓解，并失去对外在环境的觉知。流传数千年的古瑜伽中，将同步觉知清醒、做梦睡眠、深度睡眠，但又不受任何影响的意识状态称为"超意识状态"，现代心理学家卡尔·荣格将这种状态定义为"融入集体无意识"。瑜伽休息术的最终状态就是完全处于临在状态，同时觉知清醒、做梦睡眠和深度睡眠，而且处于这三种状态中却未感到任何界限或者屏障，持续的经历超意识状态，最终得到深度的生理和心理的休息和放松。在瑜伽休息术中，逻辑有意识的左脑和非逻辑的潜意识的右脑在执行指令的过程中，接收被编排的全部导引信息，整个大脑都在按照指令编程，身体中的生命能量被唤醒，并有意识地被导引流动至全身，达到深度放松，以至心智平衡，左脉和右脉达到能量平衡，中脉正常运转，最终身心灵获得平衡状态，也就是身心灵大健康的状态。这是瑜伽休闲的目的和体验。

二、瑜伽休息术的练习

古瑜伽行者早在千百年前就认识到身体和大脑之间的关系。现代神经生理学家们已经证明这种关系，通过用刺激电极探测大脑表层，神经外科医生沿着中央沟回或大脑的感觉动力皮层沟回，标明了身体每一个部位的精确位置。从大脑组织的角度来分析瑜伽休息术，修习者跟随导引的指示，比如导引意识流动的指示：请收回您的意念，将觉知放在我将说到的身体的每一个部位，当我说到这个部位时，您心里可以默念这个部位的名称，并感觉它正在开始放松。放松您的右侧拇指、食指、中指、无名指、小指、手掌、手背、手腕、手肘、手臂、右侧肩膀……。在练习瑜伽休息术的时候，练习者在意识觉知的过程中，当觉知经过身体各个部位时，都会精确地认知到它们在属于感觉动力的大脑皮层上的标志。大脑是意识的生理协调者，将身体、情绪和心灵连接成为一个和谐的整体。瑜伽休息术练习者通过导引语音的指令觉知身体从而刺激大脑，也就是从神经通道的另外一端开始，觉知会渐渐流动到身体的各个部位，根据语音的引导给身体带来深度放松，同时还能清理通往大脑的所有神经通道，包括调节生理活动的神经通道，以及那些有关输入信息的神经通道。通过瑜伽休息术从内到外刺激一遍大脑皮层，通过这种方式，放松左脉和右脉、交感神经和副交感神经，被动和主动地使精神和生理能量达到平衡，从而激活中脉的灵性能量，缓解身体肌肉紧张、大脑紧张和心灵情绪紧张，最终达到身心深度放松和休息。

1.练习要求

练习时长：建议30分钟以上，也可根据需要调整时长，一般在课时里根据大休息术的语音冥想词的时间而定。也有学员进入深度睡眠，就随他睡去，不要惊扰。

练习地点：黑暗室内，或者眼睛贴香眼贴，在安静、安全、轻松、舒适、干净的空间，能舒适躺下的地方。最好能够用香清理净化空间能量场之后再进行练习。

练习前，沐浴焚香，礼敬相应。

步骤：

第一，仰卧，双脚微微分开，脚尖自然呈八字形朝向两侧。

第二，双臂打开自然地放在身体两侧，与身体相距约15厘米，双手掌心向上，手指自然放松，感觉舒适即可。

第三，闭上眼睛，头部和脊柱成一条直线，左右轻轻摇头在中线部位停下来，不要向任何一边倾倒。如有不适，可以在头部下面垫一个薄的枕头或者瑜伽毛毯，尤其是颈椎病患者，要调整颈椎到舒适的状态，避免让颈部肌肉群紧张、疼痛。放松全身后，身体就不要再动了。

第四，觉知自己的呼吸，保持自然顺畅的呼吸。

2. 练习方法

方法一：默数呼吸，从27倒数到0，每一次呼吸，心中默念"吸气27，呼气27；吸气26，呼气26……"，直到数到0。如果大脑走神，忘记了数到多少，那就把意识收回，重新从27开始倒数。如果意识能够持续专注，身心很快就可以得到放松。

方法二：跟随语音冥想词进行调息放松。本节附具体的大休息术引导词：身心灵休闲之旅休息术、瑜伽回春休息术、心明眼亮休息术导引词，（读者可以跟着本书录制好的录音引导进行练习，瑜伽老师可以根据课程需求引导习练者进行瑜伽休息术的练习）。在此觉知身体的每个呼吸，每个感觉，跟随语音导引去放松身体。

大休息术引导词结束后，轻缓且平稳地结束姿势。继续闭眼，慢慢地，身体转向右侧卧，保持右侧卧躺一会儿。左手扶着地板，缓慢轻柔地坐立起来。掌心搓热，用热热的掌心捂住眼窝，反复三次，将掌心的能量传给眼睛，慢慢看向地板，缓缓睁开眼睛，感受眼前的明亮世界。

3.功效

当身体完全放松时，培养身体的觉知，身体对心意的觉知增强，语音导引心念去放松和修复人体的生理和心理系统，帮助调动神经内分泌和其他系统，修补滋养精、气、神，通经活络，强化生理联系，协调生理平衡，提高免疫力，有助于保健康，根除疾病。还有助于清理大脑里的"破烂信息"、净化心灵，修复心灵的创伤。

※大休息术导引词

瑜伽大休息术导引词最好选用与书配套的语音使用，瑜伽老师也可以在课堂导引使用。

1. 身心灵休闲之旅休息术导引词

请大家以最舒适的坐姿坐下，最好是仰卧放松，脚尖自然呈八字形朝向两侧，微微分开，双臂打开自然地放在身体两侧，与身体相距约15厘米，双手掌心向上，手指自然放松，感觉舒适即可。闭上眼睛，头部和脊柱成一条直线，左右轻轻摇头，在中线部位停下来，不要向任何一边倾倒。如有不适，可以在头部下面垫一个薄的枕头或者瑜伽毛毯，尤其是颈椎病患者，要调整颈椎到舒适的状态，避免让颈部肌肉群紧张、疼痛。放松全身，身体不要再动了。

轻轻闭上双眼，放松你的呼吸，慢慢将你的意念收回，抛开工作和生活中所有的烦恼，关注你的呼吸。逐渐放慢你的呼吸，放松你的面部表情，舒展眉心，嘴角微微上扬，腰背挺直，放松双肩，放松双臂，让脊柱尽量向上延伸。专注地聆听我的语音，让我们一起走进一个全新的世界。

下面我将说到你身体的每个部位，说到这个部位时，请你感觉它正在彻底地放松。如果跟不上语音节奏，跟上下一句就可以了。

放松你的整个头颅、头皮。放松你的眉毛，舒展眉心，不要皱起眉头。放松鼻子，感受一缕缕清香徐来。放松脸颊，放松你的整个面部表情，不要咬紧牙齿，嘴角微微上扬，你对生活微笑，生活就会对你微笑。放松你的颈椎和双肩。放松你的手臂、手肘、手腕，十个手指自然放松。松开你的胸腔、腹部，整个背部彻底地放松。放松大腿肌肉群、小腿肌肉群，感受到脚踝、脚腕、脚趾尖也彻底地放松了。

现在感觉你的身体彻底放松了。

抛开所有的紧张，让你的心平静下来。用鼻子慢慢地、深深地吸气，气体通过鼻腔，喉部，沉腹底，感觉小腹慢慢地向外扩张，新鲜的氧气直接送进小腹处，小腹向外微微隆起，横膈膜向下沉，缓慢地呼气，慢慢地收紧腹部，腹部向内收，将身体里所有的浊气排放出去。呼气时，小腹向着脊柱腰椎方向慢慢向内收，横膈膜自然向上升，感觉体内所有的废气、浊气、病气、毒气、湿气、寒气、疲劳之气、衰败之气、衰老之气、死亡之气全部排出体外。你的呼吸缓慢、轻柔、深长而又连绵不断，保持这样的呼吸节奏。

如果注意力分散了，请将意念收回，将注意力放在你的呼吸上，用心去体会这一吸一呼……一吸一呼……让呼气的时间略长于吸气的时间。吸气时，感觉宇宙精微的普拉那能量慢慢地进入体内的每个角落，滋养你身体的所有细胞。呼气时，感觉体内所有负面的情绪、压力和烦恼统统被排出体外。根据你的呼吸节奏进行呼吸，以腹式呼吸吸入养生天香的热能。

如果你的意念稍稍分散，请再一次将你的意念收回，慢慢地吸气，让双肩、胸腔充满气体，继续吸气，吸满整个肺部，继续吸，气沉腹底，身体全部充满了气体；吸到不能吸时，慢慢呼气，同时，放松双肩，放松胸腔，放松腹部，身体全部放松。一吸，吸入新鲜的空气，吸入宇宙精微的普拉那能量；一呼，排出身体的废气、浊气、湿气、寒气、毒气、疲劳之气、衰败之气、衰老之气。慢慢地吸气，慢慢地呼气，保持这样的呼吸节奏，慢慢地跟随我进入一个全新的世界。

想象自己躺在一片绿草地上，软软的，绵绵的，阵阵清香扑面而来。蓝蓝的天空没有一丝云彩。潺潺的小溪，从身边缓缓流过。那些叫不出名的野花，争相开放。树上的鸟儿在不停地歌唱。远处，一只小牛在散步。你用心去听，远处有瀑布泻下的声音。你深吸一口气，空气中有大自然散发的幽香。你用心地去感受，自己忽而飘浮在安静的湖面上，忽而又深入到宁静的山谷中。你要用心去感受，你的身体变得很轻很轻，轻得几乎要飘浮在空中；你的身体又变得很重很重，重得就要陷进地下。优美、舒缓的音乐，犹如股股清泉流经心田，此刻，你的心情变得豁然开朗，身体也得到极度的放松。

让我们来到一片碧绿的湖水边，雨后初晴，湖水变得如此的澄净与平和。微风袭来，湖边的垂柳悠扬地舞动着它们柔软的枝条。不远处一只金色的蜻蜓，贴着湖面飞过，激起一圈圈涟漪。周遭的空气也变得清新而愉悦。我们忍不住要深吸一口，将这雨后的芬芳吸入我们的腹底，让我们的身体得到净化。缓缓地呼一口气，将我们体内郁积的污气、浊气统统排出，感觉我们的身体变得越来越轻盈，像蜻蜓一样轻盈。想象我们挥动晶莹如蜻蜓一般的双翼，停泊在如镜面般的湖中央。让我们再吸一口气，尽情享受这大自然的美妙，使我们的心灵更加充实、富足；慢慢地呼气，将体内残留的不悦与烦忧统统驱逐出体外，让我们回归淳朴真实的自我。朦胧中，我们又听到了秋蝉的低吟，树叶的婆娑，让生活的压力就在这分外安宁的环境中渐渐消退，一点点远离我们的生活，远离我们的内心。

经过一番长途跋涉，我们来到一片绿洲，看到一片青草地，泉水汩汩地流淌着，仰面躺下，看着蓝天白云，吹着芬芳的风，思绪渐渐平静下来。

放眼万里无云的晴空、一望无际的平原、金光四射的太阳，你忘却了世间烦人的琐事、争斗，与自然浑然交融。

我们进入一个幽远奇妙的境地，那儿山峦翠叠，泉水叮咚，空气中飘浮着雨水润泽后的野百合的清香，在这独立于一切法则之外，宁静安详的世界，你沉沉地睡着了，又似睡非睡。

在美丽的星空下，当人们熟睡的时候，在孤独和寂静之中，另一个神秘的世界却苏醒了过来，流泉唱得更响亮，山上的精灵们自由自在地来来往往，优美、舒缓的音乐，犹如股股清泉涌入心田，空气中阵阵袭来若有若无的悠悠香气，美妙舒适，感觉自己跟这香气合为一体，心情变得豁然开朗，身体也得到了极大的放松。

慢慢地身体很重很重，在地心引力的作用下，重重地向下沉，我们回到地面，身体回来了，我们的身体充满了能量。轻轻动动脚趾尖、脚踝、脚腕，动动手指尖、手腕。双手合十把手掌搓热，轻轻地放在眼睛上，用你手掌的余温滋养一下双眼，减少眼部细小皱纹的产生。双手慢慢滑落到你的脸颊上，用手指轻轻地拍打一下，这样可以促进面部血液循环。然后放松双手并放到双膝上，慢慢睁开双眼，感受一下明亮的世界。这是充满爱和光明的世界。感恩我的身心灵，感恩这一次身心灵的休闲之旅，让我们充满了满满的正能量。

（背景音乐：建议配上有大自然声音的轻音乐）

2. 瑜伽回春休息术导引词

瑜伽回春休息术，让身心恢复青春活力，最好是躺下，或者是坐好。如果你感到身心不舒适，那就一起来体验瑜伽回春休息术。它会帮助你协调好你的身体，做起来很容易，你只要聆听声音，其他什么也不用做。现在我们一起来调整你的身心，让身心回春。

先让你的身体，静静地躺下，如果没有条件躺下，坐着也可以，身体仰卧躺好，可以用平一些的枕头，最好不用枕头，让你的手放在身体两侧，手心向上，再把两腿稍稍分开，伸直。脚跟再往下动动。头向上伸一伸。两肩和后背轻轻地松动一下。手向下伸一下。

让你的眼睛轻轻合上，放松你的全身，展开你的眉心。让耳朵去聆听乐曲的旋律，整个身体不要动，也不要讲话。现在这里只有我和你，我已经来到你的身边。

现在跟你的身体说话，让你的身体静静地躺下，在那里静静地躺着。让身体去听乐曲的旋律，那是优美动听的旋律，那么轻柔，多少还有点感伤。

现在你已经和我在一起，我们一起来对身体进行调整，使它恢复青春和活力。我们先放松身体，这个身体会很听话，它会很顺从地放松，身体会按照我们的话去做。因为你和我已经在这个身体上输入了程序。所以让它放松，它就会按程序去放松。后背放松，这是程序的要求，身体会自然地、自动地、顺从地去做。

两肩放松，脖子要柔软、放松。胸部也放松了，顺着两肩，沿着两条手臂松下去，一直松到手上，手指也松开了。

好，静静聆听乐曲的旋律，现在看看腹部，腹部放松了，腰胯部放松。后面的臀部也放松，现在放松两条大腿，大腿上的肌肉松开，下面的也松开。

两侧的肌肉也松开。膝盖放松，下面小腿放松。特别是腿肚子，松开。脚腕也要松开，两脚放松，把脚后跟放松，整个脚掌放松。脚心要放松，脚趾头、脚趾尖不要勾着，松下去，松开。

现在你和我一起对身体进行调整，它会很听话，会很顺从。我们一起看看这个身体，它大体上已经放松了，但是有些部位，它自己不太会放松，现在我们用手轻轻地帮助它放松。

现在我说到哪里，就用手轻轻地帮它把那里松开。

先把手放在两侧太阳穴，轻轻点一点，轻轻揉一揉。再舒展前额，把头的四周松开。用手指去抓头顶，把整个头都松开，把脑袋里面也松开，把脑袋里面的热气、浊气、废气，一把一把地抓出来，这样脑袋就空空的，轻松多了。

让脑袋也静静地聆听乐曲的旋律，什么也不要想。这个脑袋很聪明，实际上却很累，成天装一堆乱七八糟的东西。不要觉得自己有多了不起，有没有你，江山如旧，天地如旧，天地有自己运行的规律。这个脑袋什么也不想，什么也不做。

宇宙高频普拉那能量，给你的身体灌入青春活力。不要皱眉头，把眉心给它松开，牙放松，嘴角放松，脸部放松了。整个后背放松，再把两肩好好放松一下，顺着两肩，顺着两臂松下去，一直松到每个手指尖。胸部两侧放松，胸肋骨松开，现在从头部沿身体两侧向下放松，一直松到脚趾尖，一直松到手指尖。从头部沿身体两侧，从上向下放松。

现在身体大体上已经放松了，放得很松了。

现在，你和我一起放松身体的内部。先把全身的神经放松，统统放松。把脑神经松开。按照程序的指令，全身的神经松开，全身的经络也松开了。现在放松血管，让它十分通畅。

现在，深深地吸气，吸入宇宙高频普拉那能量，开始用普拉那能量把这个身体里、血管里的血液进行一次彻底的过滤，把喜乐中的杂质全部过滤出来，呼气放松。

接下来，我们把血液中的全部毒素排出体外。看看身体里的血液已经非常清洁了，非常干净了，它在十分轻松地、通畅地运行，伴随着轻柔的乐曲的旋律。

下面开始软化身体中的血管，先把脑血管软化，用脑过度，把血管都弄得硬化了。

现在想想自己。

脑袋要放松，现在软化你的脑血管，很好，脑血管开始软化了，一点一点地软下去了。让它按程序慢慢地软下去。现在调整全身的细微血管，把它们清理干净，已经干净了。

远处飘来的天然清香和宇宙生命高频的普拉那能量，给你的身体灌入青春活力，激发你的青春活力。使你的身体发生变化，充满活力、青春和能量，它是太阳，是光明。静静聆听乐曲的旋律，那是生命的故乡，精神的家园，光明的世界。一片阳光，大日茫茫，辉煌灿烂；一片月光，起舞弄清影，幽静清凉。静静地聆听，静静地聆听那优美的旋律……

（背景音乐：选择喜欢的轻音乐配合引导词）

3. 心明眼亮休息术导引词

请自然仰卧，或选择舒适的坐姿，最好是躺下来放松。

在美轮美奂的轻音乐旋律的爱抚下，全身自然地舒缓放松。让我们进入平凡而伟大、勤劳而聪慧的眼睛的世界，恭敬地对我深情热爱、功德无量的眼神说：您辛苦了，是您给予我光明，让我看见了这个多姿多彩的世界，帮助我在知识的海洋中遨游、成长；是您给了我信心、热情、勇气和力量，让我对人生充满着希望，充满着安详绵长的幸福感。您总是为我默默地付出和奉献，默默地陪伴和呵护，任劳任怨，从不邀功争宠，从不抱怨放弃。一直以来我忽略了对您的保养，忽视了与您的沟通，在此深表歉意。

亲爱的眼神，对不起，请原谅，谢谢您，我爱你。

今天真诚地表达我的心意，让带着淡香和清凉的香液轻轻地抚摸眼珠，修复辐射和过度劳累带来的损伤，去除干涩，消减疲劳；轻轻地抚摸眼白，清除红血丝、白内障和其他浊气，让眼珠更加明亮，晶莹剔透；情意深切地抚摸眼帘，让黑眼圈、皱纹、鱼尾纹、眼袋统统消失，使眼部肌肤得以有效滋养，变得紧致而富有弹性。

肝开窍于目。亲爱的眼神，是您的清明让肝脏得以净化，让肝脏得以美美地滋养。降泻肝火，平衡阴阳，恢复和维护肝脏强大的解毒和藏血功能，让我不再发脾气，不争斗不愤怒。眼神，您是心灵的窗户，眼明心亮，心明眼亮。似有一股清泉，冲洗着焦虑、恐惧和不安，把常年积累在每个角落的污垢都一并清理出去，让内心得以宁静、祥和、愉悦。

伴随着这股清凉的光，我们的内心被点亮一盏星灯。星灯的光芒是大爱、是慈悲、是感恩，是满满的能量，向我们四周每一个角落照射渗透，把我们体内这个黑房子里所有的不安、焦虑、痛苦、恐惧、负性能量、邪气通通清除出体外，使我们内心充满光明和正能量。

静静地聆听大自然的乐曲。

（背景音乐：建议配上流水的音乐）

第二节　大休息术是正心、正念的练习

瑜伽休闲极其重视大休息术。休息术和睡觉相似，又有差别。睡觉是生理需求，大休息术是有觉知的放松和休息，似睡非睡，通过焚香调息会觉知和放松身体。当身体完全放松时，头脑层面不自觉的防御会主动松懈下来，身体更能深层次地觉知心意，用语音导引心念去放松和修复人体的生理和心理系统，有助于调理神经、内分泌和其他系统，尤其是对大脑的清理和心灵的净化，起到至关重要的作用。微时代的人们，主动、被动地吸收了大量"破烂信息"，阻碍了大脑高效运作，觉知力下降，麻木不仁地过着陀螺般的生活。

在大休息术引导下，清理大脑里的垃圾信息，让身体每一个细胞得到净化，净化心意。持之以恒的练习，相当于接

受一次又一次身心灵的洗礼，以致经过蜕变升级，收获全新的自己。

自然界的各种事物及其影响因素有周期性，生活在自然中的生命机体活动也有周期性。因此调整机体就要顺应自然，周期性地进行，如每隔七年一次大调整，每隔七个月、七天、七小时中调整、小调整。用心做瑜伽大休息术，养成正面的心念力，发挥主观能动性，就可调整我们的生理系统和心理系统。也就是说，人之心智可主宰自我生命。

总之，主观思想、意念精神，是基于高级神经中枢的物质运动的结果，因而具有不可思议的能量和力量，它们以不同形式和途径践行各自的使命，通过客观实践活动发挥作用，改变客观物质世界，或暂时完成能量转化。瑜伽大休息术就是一种主观思想意念影响客观身体运动变化的方式。客观物质世界运动变化的结果可以有正反两种不同的性质。思想意识、愿望诉求既能引出疾病，也能祛除疾病；既能将人导入痛苦，也能让人离苦得乐。

显然，大休息术是正心、正念，即正能量的练习。

思想意识，或者说主观能动性，具有能量，是"场能"；言语是有声的思想意识，是"声波能"；香，是一种纯阳性的高频生命能量，但都是频率和振幅不同的波，或微粒子流。它们有能量、有生命，或创造或毁损。思想意识能量发出后，作用于接受者而做功产生效应，同时接受者将效应信息反向发射回去。所以能量或信息的发出者和接受者是可互换的。正因为如此，才会有送人玫瑰手留余香，以及量子力学中的量子纠缠。大休息术的语音导引，就是起保护空间能量场的作用，焚香净化空间能量场能够增强练习的场能，以免邪气入侵。

善与恶、美与丑、成功与失败、富裕与贫穷、天堂与地狱、健康与疾病……我们生命所经历的种种，除先天和客观因素外，主要是我们自己的三观、品德、修养、思想意识和愿望诉求所主导的。所谓"一念一世界"，"一念成佛，一念成魔"，就是说的这个道理，就是主观思想意识对客观物质世界的反作用和影响。劝君切莫轻视深藏不露的内心念头和主观世界，任何起心动念，都可能改变我们自己甚至家庭、社会、世界。因此，瑜伽必须是正念的练习。

通过瑜伽休闲，升级人们的休闲境界，以三摩地型休闲为目标，让我们的命运，由我们自己做主。瑜伽就是控制心的波动，瑜伽修习就是围绕一颗心的练习，瑜伽休闲围绕着放松心灵、亲近心灵、平和心灵、愉悦心灵而为之。

宇宙如如不动，生命周期越短越热闹，如一年一生的蚊苍，一年一枯的荒草。于此阅尽银河系无数次毁亡的大灵来说，又怎能不包容一切呢？又怎会为烧毁某个假象，而有动于心呢？大海能包容一切，瑜伽行者应心如大海。

　　人的一生之中难免有过错，或罪过。有刻意为之，也有无意为之。有些人自责而无法自拔，失去了生活本该有的幸福，以及自强不息的信心和勇气；还有些人继续作恶多端。为此，有些人选择信仰宗教，有些人参与忏悔活动，本书在结尾处研讨了关于瑜伽中的忏悔理论和实践。"瑜伽就是控制心的意识波动"是《瑜伽经》中关于瑜伽的定义，真正的心灵安定才是瑜伽的开始。

　　瑜伽休闲，就是遵循古瑜伽的真谛，树立人体的中脉这个发射架，蓄积发射能量。所涉及的瑜伽修持方法可能使练习者出现不同的反应：一是冷反应，手脚凉冷如冰，特别是双脚冰冷，感觉有寒气从脚掌排出，这是在帮助身体排寒湿；二是热反应，练习时，身体的部位如任脉、督脉或脏腑会感觉到有一阵热气袭来，暖暖的，非常舒适；三是嗜睡反应，想睡就睡，睡觉是养神。这些都属于正常反应，这些都是行功的实修实练和实证实感。请瑜伽修持者行大休息术时，在下面的记录表上记录实证实感，见证生命的成长。

　　希望更多的人能够将瑜伽作为人生休闲方式，获得生命幸福和圆满的身心灵大健康。

　　瑜伽休闲身心灵之旅，点亮正念的香光，香光庄严，红星闪闪，照亮黑暗，指引精神回家的路，在光明使者的引领下远离疾病，离苦得乐，生命趋向圆满的瑜伽圣境。

通过瑜伽休闲，让您拥有健康的身体，更高级的灵魂，更好地为家庭、国家、社会贡献自己的力量。

参考文献

1. 专著及译著

［美］阿兰娜·凯瓦娅、［荷］阿诸那·范德·库伊：《体式神话——瑜伽传统故事精粹》，徐娜娜译，成都：四川人民出版社，2020年。

［美］埃里希·弗罗姆：《占有还是生存》，关山译，北京：生活·读书·新知三联书店，1989年。

［美］艾诺蒂·茱迪斯博士：《脉轮全书：意识之旅的地图，生命之轮的指南》，林荧译，胡因梦审订，台北：积木文化，2013年。

［印］B.K.S.艾扬格：《帕坦伽利瑜伽经之光》，王东旭、朱彩红译，海口：海南出版社，2016年。

［美］彼得·凯德（Peter Kelder）：《秘源——保持年轻的藏地五式（1）（2）》，曾方圆译，北京：华夏出版社，

2015年。

[日]池田大作：《我的大学·下卷》，铭九译，北京：北京大学出版社，1990年。

陈惠雄：《快乐原则——人类经济行为的分析》，北京：经济科学出版社，2003年。

[德]格奥尔格·福伊尔施泰因：《瑜伽之书》，闻风、朱彩红、黄祺杰译，朱彩红、多杰审校，海口：海南出版社，2016年。

郭鲁芳：《休闲学》（第二版），北京：清华大学出版社，2020年。

[美]霍华德·J.瑞斯尼克：《图解瑜伽经》，嘉娜娃译，西安：陕西师范大学出版社，2007年。

韩德编：《瑜伽之路》，王志成、杨柳、段力萍译，杭州：浙江大学出版社，2006年。

《黄帝内经》，张凤娇译，北京：北京联合出版公司，2015年。

[美]杰弗瑞·戈比：《21世纪的休闲与休闲服务》，张春波、陈定家、刘风华译，马惠娣校译，昆明：云南人民出版社，2000年。

[美]杰弗瑞·戈比：《你生命中的休闲》，康筝译，田松校译，昆明：云南人民出版社，2000年。

［印］岚吉（Ranjay Kumar）：《〈瑜伽经〉讲什么》，朱彩红译，成都：四川人民出版社，2018年。

［美］罗摩南达·普拉萨德英译：《九种奥义书》，王志成，灵海汉译，汪瀰校，北京：商务印书馆，2016年。

［美］罗伯特·波格·哈里森：《花园：谈人之为人》，苏薇星译，北京：生活·读书·新知三联书店，2011年。

（春秋）老子：《老子道德经注》，（魏）王弼注，楼宇烈校释，北京：中华书局，2011年。

刘慧梅：《城市化与运动休闲》，杭州：浙江大学出版社，2014年。

赖勤芳：《休闲美学审美视域中的休闲研究》，北京：北京大学出版社，2016年。

楼嘉军：《休闲学概论》，上海：华东师范大学出版社，2016年。

李倩、朱建红：《我国休闲体育发展现状与产业化管理研究》，北京：北京工业大学出版社，2021年。

［德］马克思、［德］恩格斯：《马克思恩格斯全集（26）（Ⅲ）》，中共中央马克思恩格斯列宁斯大林著作编译局译，北京：人民出版社，1974年。

南怀瑾：《南怀瑾讲述：我说〈参同契〉》，北京：东方出版社，2009年。

南怀瑾：《瑜伽师地论·声闻地讲录》，北京：东方出版社，2014年。

［印］毗耶娑：《薄伽梵歌》，［美］罗摩南达·普拉萨德英译并注释，王志成、灵海汉译，汪瀰审校，成都：四川人民出版社，2015年。

［印］毗耶娑：《薄伽梵歌》，黄宝生译，北京：商务印书馆，2010年。

［印］帕坦伽利：《〈瑜伽经〉直译精解》，王志成译注，成都：四川人民出版社，2019年。

［印］帕坦伽利：《瑜伽经》，［印］帕拉伯瓦南达、［英］克里斯托弗·伊舍伍德注，王志成、杨柳、陈涛校，北京：商务印书馆，2022年，第171页。

潘立勇等：《审美与休闲——和谐社会的生活品质与生存境界研究》，杭州：浙江大学出版社，2019年。

潘立勇主编：《休闲与文化创意》，南京：南京大学出版社，2019年。

潘立勇等：《休闲文化与美学建构》，南京：南京大学出版社，2017年。

庞学铨主编：《休闲学研究之回顾与展望》，长春：吉林大学出版社，2021年。

庞学铨主编，潘立勇、楼含松副主编：《休闲评论》第3

辑，杭州：浙江大学出版社，2011年。

［古印度］毗耶婆：《薄伽梵歌》，张保胜译，北京：中国社会科学出版社，1989年。

［美］瑞隆著，［美］克里斯·麦西尔绘图：《瑜伽3D解剖书Ⅰ（肌肉篇）》，赖孟怡译，北京：北京联合出版公司，2014年。

［美］瑞隆著，［美］克里斯·麦西尔绘图：《瑜伽3D解剖书Ⅱ（动作篇）》，赖孟怡译，北京：北京联合出版公司，2014年。

［瑞士］荣格著，［英］索努·沙姆达萨尼编：《瑜伽心理学——荣格1932年的讲座记录》，张译丹译，成都：四川人民出版社，2020年。

［印］斯瓦米·帕拉瓦南达、［英］克里斯多夫·伊舍伍德：《现在开始讲解瑜伽——〈瑜伽经〉权威阐释》（修订版），王志成、杨柳译，汪瀰校，成都：四川人民出版社，2006年。

［印］斯瓦米·尼提亚斯瓦茹帕南达英译：《直抵瑜伽圣境〈八曲仙人之歌〉义疏》，王志成汉译并注释，北京：商务印书馆，2017年。

［印］斯瓦米·萨特亚南达·萨拉斯瓦提：《体位法 调息法 契合法 收束法》，沙金、张议丹译，沈阳：东北大学出版社，2015年。

［印］斯瓦米·帕拉瓦南达：《虔信瑜伽》，王志成、富

瑜译，成都：四川人民出版社，2014年。

［印］斯瓦米·帕拉瓦南达：《爱的瑜伽——〈拿拉达虔信经〉及其权威解释》，王志成、富瑜译，成都：四川人民出版社，2018年。

［印］斯瓦特玛拉摩：《哈达瑜伽之光》，［印］G.S.萨海、苏尼尔·夏尔马英译并注释，王志成、灵海译，汪瀰校，成都：四川人民出版社，2012年。

［印］斯瓦米·阿迪斯瓦阿南达：《冥想的力量》，王志成、梁燕敏、周晓微译，杭州：浙江大学出版社，2010年。

［印］斯瓦米·辨喜：《瑜伽：活在源头的秘义》，闻中、喻雪芳译，成都：四川人民出版社，2021年。

［印］斯瓦米·辨喜：《胜王瑜伽》，曹政译，迟剑锋校，北京：商务印书馆，2019年。

［印］斯瓦米·韦达：《哈达瑜伽精义》，石宏译，北京：中央编译出版社，2015年。

［印］斯瓦米·帕拉伯瓦南达、［英］克里斯多夫·伊舍伍德：《帕坦伽利〈瑜伽经〉及其权威阐释》，王志成、杨柳译，汪瀰校，北京：商务印书馆，2016年。

［印］斯瓦米·库瓦雷亚南达：《瑜伽体位法》，常虹译，北京：北方妇女儿童出版社，2009年。

［印］斯瓦米·威斯奴帝帕瓦南达：《完全瑜伽图解》，

陈曦华译，成都：四川人民出版社，2020年。

〔印〕斯瓦米·巴伽南达：《观念的力量》，朱彩红译，成都：四川人民出版社，2021年。

〔印〕斯瓦米·巴伽南达：《瑜伽与冥想的秘密》，朱彩红译，成都：四川人民出版社，2020年。

〔印〕斯瓦米·洛克斯瓦南达：《印度生死书：四部奥义书义疏》，闻中译，杭州：浙江大学出版社，2013年。

〔印〕斯瓦米·库瓦雷亚南达：《瑜伽呼吸控制法》，蔡孟梅译，北京：北方妇女儿童出版社，2009年。

〔印〕斯瓦米·萨特亚南达·萨拉斯沃蒂：《瑜伽休息术》，叶平译，北京：华夏出版社，2014年。

〔印〕斯瓦米·韦达·帕若堤：《拙火瑜伽——史上最奥秘的生命原能》，石宏译，深圳：海天出版社，2010年。

〔印〕商羯罗：《智慧瑜伽之光——商羯罗〈分辨宝鬘〉》，王志成、曹政译，陈涛校，北京：商务印书馆，2021年。

〔印〕商羯罗：《智慧瑜伽——商羯罗的〈自我知识〉》，〔印〕斯瓦米·尼哈拉南达英译，王志成汉译并释论，成都：四川人民出版社，2015年。

〔印〕室利·维迪安拉涅·斯瓦米：《瑜伽喜乐之光——〈潘查达西〉之"喜乐篇"》，〔印〕斯瓦米·斯瓦哈南达英译，王志成汉译并释论，成都：四川人民出版社，2015年。

〔美〕索尔斯坦·凡勃伦：《有闲阶级论》，凌复华、彭婧珞译，上海：上海译文出版社，2019年。

〔印〕泰戈尔：《吉檀迦利》，闻中译，桂林：广西师范大学出版社，2018年。

〔美〕托马斯·古德尔、〔美〕杰弗瑞·戈比：《人类思想史中的休闲》，成素梅、马惠娣、季斌，等译，昆明：云南人民出版社，2000年。

王德胜、陆庆祥主编：《休闲评论》第7辑，杭州：浙江大学出版社，2014年。

王德胜、章辉主编：《休闲评论》第8辑，杭州：浙江大学出版社，2015年。

王志成编著：《生命的管理——〈瑜伽经〉72讲》，成都：四川人民出版社，2021年。

王志成编著：《阿育吠陀瑜伽》（第二版），成都：四川人民出版社，2022年。

王志成编著，乌小鱼绘画：《调息法70种》，成都：四川人民出版社，2022年。

王志成编著：《健康的身体 有趣的灵魂》，成都：四川人民出版社，2020年。

王志成：《后现代生活沉思录》，杭州：浙江大学出版社，2009年。

闻中：《印度近代瑜伽之光——辨喜的生平、思想与影响》，成都：四川人民出版社，2019年。

闻中：《做好真正的自己——〈奥义书〉现代精神20讲》，成都：四川人民出版社，2021年。

闻中：《与世界有一场深入的遇见》，成都：四川人民出版社，2019年。

闻中：《从大吉岭到克什米尔——漫游在喜马拉雅山的灵魂深处》，杭州：浙江人民美术出版社，2018年。

闻中：《梵学与道学——中印哲学精神之会通》，上海：上海人民出版社，2018年。

［印］祥侣南达·达士：《智慧瑜伽之路》，成都：四川人民出版社，2021年。

［美］辛蒂·戴尔：《精微体：人体能量解剖全书》，韩沁林译，胡因梦审核，台北：心灵工坊文化事业股份有限公司，2014年。

［古希腊］亚里士多德：《Metaphysics形而上学（英文）》，［英］罗斯译，武汉：崇文书局，2022年。

［古希腊］亚里士多德：《政治学》，颜一、秦典华译，北京：中国人民大学出版社，2003年。

［美］约翰·凯利：《走向自由——休闲社会学新论》，赵冉译，季斌校译，昆明：云南人民出版社，2000年。

［德］约瑟夫·皮柏：《节庆、休闲与文化》，黄蘦译，北京：生活·读书·新知三联书店，1991年。

［印］蚁垤：《至上瑜伽：瓦希斯塔瑜伽》，［印］斯瓦米·维卡特萨南达英译，王志成、灵海汉译，杭州：浙江大学出版社，2012年。

［古印度］自在黑：《〈数论颂〉译注》，［古印度］瓦恰斯帕蒂·弥室罗注释，［印度］斯瓦米·维鲁帕克萨南达英译，朱彩红中译并补注，成都：四川人民出版社，2022年。

2. 期刊及论文

刘吉：《中西方休闲观念差异探究》，浙江大学硕士学位论文，2014年。

林群：《理性面对传播的"微时代"》，《青年记者》，2010年，第2期。

陆彦明、马惠娣：《马克思休闲思想初探》，《自然辩证法研究》，2002年，第18卷，第1期。

马惠娣：《建造人类美丽的精神家园——休闲文化的理论思考》，《未来与发展》，1996年，第3期。

马惠娣：《休闲——文化哲学层面的透视》，《自然辩证法研究》，2000年，第16卷，第1期。

马惠娣：《人类文化思想史中的休闲——历史·文化·哲

学的视角》，《自然辩证法研究》，2003年，第19卷，第1期。

马惠娣：《休闲与体育的文化渊源及现代意义》，《上海体育学院学报》，2010年，第34卷，第1期。

庞学铨：《试论休闲对于城市发展的文化意义》，《休闲评论》第3辑，杭州：浙江大学出版社，2011年。

潘立勇：《审美与休闲——自在生命的自由体验》，《浙江大学学报》（人文社科版）2005年，第6期。

张广瑞、宋瑞：《关于休闲的研究》，《社会科学家》，2001年，第5期。

后　记

岁月如梭，时光荏苒。自17岁读大学我就利用闲暇时间学习瑜伽，并参加了印度帕坦伽利学院在国内举办的第一届瑜伽教练培训班，从此瑜伽成为我生命中不可或缺的部分。一直以来，不是工作挣口粮就是参加国内外各种流派的瑜伽工作坊，只为探索瑜伽的真谛。后进入浙江大学攻读哲学硕士学位，研究方向是休闲学、瑜伽哲学。彼时，我沐浴在瑜伽哲学智慧的海洋，消化吸收瑜伽哲学思想，将其运用于瑜伽的自我实践中。转眼已过十多年，过往的瑜伽习练经验教训不少，故将瑜伽实践经验、学习心得和修炼感悟整理成册，诚挚地与大家分享，望大家不吝赐教。

本书上篇理论篇根据我的硕士毕业论文《帕坦伽利〈瑜伽经〉休闲哲学思想的研究》改编，引文较多。下篇实践篇主要讲述瑜伽的功理和功法，其特色在于：传承古瑜伽的精髓，将瑜伽哲学的真谛运用于瑜伽修持中，让人们克服对瑜伽体位法的畏难心理，倡导现代人将瑜伽作为休闲方式；同时，揭示了瑜伽的本质。

带着"生命是一场灵魂的修炼"的初心，通过瑜伽探索生命更圆满的出路，即追寻身心灵的成长。无疑，我是幸运的，结识了诸多的大修行者、香学专家、哲学教授、当代哲学家，他们于我亦师亦友，一路指导、提升我对生命的认知，帮助我心灵的成长。感恩你们给予我的耐心教导，悉心守护，智慧指引。

首先感恩所有指导我修行的师父、瑜伽导师们。感恩浙江大学的导师们启发了我对生命哲学思考的广度和深度，使我掌握了垂直领域的思考和学习方式，拓宽了我的生命维度。特别感恩两位恩师——庞学铨教授和刘慧梅教授。尤其感恩我的导师王志成教授，他在学术研究上给予我很多的鼓励和具体指导，使我能完成本书的编写。

感恩"瑜伽文库"编委会，作为"瑜伽文库"编委会的一员，我将更加严格要求自己，努力为"瑜伽文库"贡献自己的绵薄之力。感恩香学团队所有同人，感恩我的家人，感恩安庆市顶尖画室刘胜校长对我画技的指导。感恩瑜伽学员、香友粉丝们的一路相伴和支持。正是你们的宽容、慈爱、关怀，给予我莫大的信心，充实我生命中美好的时光，对我编写本书有极大帮助！

感恩各界人士的大力支持与鼓励，我定会磨砺前行，不辱使命。

唯愿你们身心健康，平安喜乐，吉祥如意！

编写本书意在抛砖引玉。个人能力水平有限，本书有待充实和完善之处不少，恳请大家批评指正。在历经生活中的跌跌撞撞的洗礼之后，是瑜伽哲学让我这只迷途的羔羊不再迷茫，是瑜伽的力量让我坚定地披荆斩棘，直面生活与工作的各种困境。我想通过本书传播正能量，愿此书伴随您生命中美好的休闲时光。未来，带着"求是创新"的追求，继续着"人生就是一场灵魂的修炼"的生命历程。

吴聪

2023年1月14日于长沙

"码"上进入
瑜伽休闲研究所

思考实践·瑜悦身心

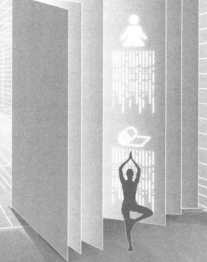

瑜伽云音坊

开启修身实践之旅
配套音频

瑜伽哲学区

循序渐进进阶练习
瑜伽课堂

瑜伽交流中心

加入爱好者交流圈
读者社群